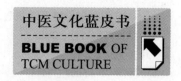

中医文化蓝皮书

BLUE BOOK OF
TCM CULTURE

北京中医药文化传播发展报告
（2015）

REPORT ON TCM CULTURE COMMUNICATION DEVELOPMENT
OF BEIJING (2015)

主　编／毛嘉陵
副主编／侯胜田　潘　越　赵曙光

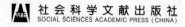

社会科学文献出版社
SOCIAL SCIENCES ACADEMIC PRESS（CHINA）

图书在版编目（CIP）数据

北京中医药文化传播发展报告. 2015/毛嘉陵主编. —北京：
社会科学文献出版社，2015.5
　（中医文化蓝皮书）
　ISBN 978 - 7 - 5097 - 7444 - 1

　Ⅰ. ①北…　Ⅱ. ①毛…　Ⅲ. ①中国医药学 - 文化传播 - 研究
报告 - 北京市 - 2015　Ⅳ. ①R2 - 05

　中国版本图书馆 CIP 数据核字（2015）第 082406 号

中医文化蓝皮书
北京中医药文化传播发展报告（2015）

主　　编/毛嘉陵

出 版 人/谢寿光
项目统筹/邓泳红　陈　颖
责任编辑/陈　颖

出　　版/社会科学文献出版社·皮书出版分社（010）59367127
　　　　　地址：北京市北三环中路甲29号院华龙大厦　邮编：100029
　　　　　网址：www. ssap. com. cn
发　　行/市场营销中心（010）59367081　59367090
　　　　　读者服务中心（010）59367028
印　　装/北京季蜂印刷有限公司

规　　格/开　本：787mm × 1092mm　1/16
　　　　　印　张：17.25　字　数：230千字
版　　次/2015 年 5 月第 1 版　2015 年 5 月第 1 次印刷
书　　号/ISBN 978 - 7 - 5097 - 7444 - 1
定　　价/79.00 元

皮书序列号/B - 2015 - 439

《北京中医药文化传播发展报告（2015）》
编　委　会

《北京中医药文化传播发展报告（2015）》
课　题　组

组　长　毛嘉陵

副组长　侯胜田　潘　越　赵曙光

成　员　闫兴丽　张超中　张立军　王　晨　高新军

孔宁梅　严群超　柴　玉　王　宁　李俊峰

郑东海　李婧昳　姜洁冰

秘　书　王　晨　李婧昳

出　品

北京中医药文化传播重点研究室

北京中医药大学中医药文化研究与传播中心

主编简介

　　毛嘉陵　著名中医评论员，中医文化传播学者。北京中医药文化传播重点研究室主任，北京中医药大学中医药文化研究与传播中心主任，北京中医药大学国学院（中医药文化研究院）副院长，国家中医药管理局中医药文化科普巡讲团专家，中华中医药学会国际部学术顾问，中华中医药学会中医药文化分会学术顾问。成都中医药大学毕业，曾在中医药信息报社、中国中医药报社长期从事中医药文化新闻传播工作。主要研究方向为中医药传播学、中医药发展战略与智库建设、中医文化入学教育、中国书法养生文化等。

前　言

　　中医药是中华民族优秀传统文化的重要组成部分和杰出代表，也是我国的原创医药科学文化知识体系，为中华民族的繁衍昌盛做出过巨大贡献，至今仍然在我国医药卫生事业中发挥着不可替代的作用。中医药具有一套独特的学术思想、较为系统的理论体系、丰富的临床经验和可靠的诊疗技术，不仅深受中国人的欢迎和喜爱，而且正快步走向世界，为各国人民的健康服务。正如习近平总书记所说："中医药学凝聚着深邃的哲学智慧和中华民族几千年的健康养生理念及其实践经验，是中国古代科学的瑰宝，也是打开中华文明宝库的钥匙。"

　　百年来西医药发展迅猛，在疾病的预防、诊断、治疗等多方面都取得了惊人的成就，明显地提高了人类的生存质量，挽救了无数人的生命，为人类健康事业的发展做出了巨大贡献。西医药虽然已经十分发达和非常先进，但仍然不能解决所有的医药健康问题，也不可能对所有疾病都取得疗效或较好的疗效，甚至在治疗的同时还会给患者带来不良反应、毒副作用等新的麻烦和痛苦。中医药虽然很古老，但对不少常见病、疑难病不仅有疗效，甚至还有神奇的疗效，因而至今仍然具有独特的医疗资源价值。近几十年来，WHO（世界卫生组织）多次在世界各国推广中医药，近两百个国家的民众已真切地体验到中医药给他们带来的健康利益。因此，大力发展中医药事业，不仅能够为人类带来更多的医疗选择方式和生命的希望，而且有利于中华优秀传统文化世代相传，提升国家文化软实力，不断增强民族自信心、自尊心和自豪感，增强中国文化在国际上的影响力。

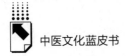
中医药产生和成熟于中国远古时期，带有农耕文明时期形成的"天人合一"的生态意识和整体模糊认知世界的鲜明烙印，这既是中医药的特色优势，也是中医药的局限所在，与现代工业文明和信息文明形成了强烈的反差。中医药要在现代信息化、网络化、大数据化和智库化的社会继续生存和发展，已不可能完全以古人的思想来规划中医药的未来发展。因此，中医药无论是在学术创新、人才培养和临床实践方面，还是在行业管理和战略规划方面，都必须在努力做好中医药科学文化传承的基础上，不断更新观念，敞开胸怀，勇于拥抱一切有利于中医药发展的现代科学文明，以促进中医药的学术创新和行业发展。

人类的现代科学文明给中医药的发展既带来了挑战，也带来了无限的机遇。特别是大数据和复杂性科学的发展，极有可能帮助中医药提高对人体生理病理的认知，逐渐实现从模糊性到清晰性的本质性转变。而智库建设则必将为中医药行业发展的科学决策，提供更多的参考依据。

蓝皮书是社会科学文献出版社创立的学术品牌，属于专业的智库型年度研究报告集，由权威机构专家对相关领域年度发展情况做出评价，以事实和数据为依据，提出专家观点和解决方案，并对未来的发展进行预测。蓝皮书代表着中国哲学社会科学领域最高的研究成果，发挥着党和国家"思想库"、"智囊团"的作用。2013年中国社会科学院皮书年会的主题是"皮书研创与智库建设"，对蓝皮书的研发提出了新的要求，强调了皮书要智库化发展，智库的成果要转化成皮书。2015年1月20日，中共中央办公厅和国务院办公厅印发的《关于加强中国特色新型智库建设的意见》指出，中国特色新型智库是党和政府科学民主依法决策的重要支撑，国家治理体系和治理能力现代化的重要体现，国家软实力的重要组成部分。要求加强中国特色新型智库建设，以科学咨询支撑科学决策，以科学决策引领科学发展。

要发挥中国特色新型智库在公共外交和文化互鉴中的重要作用，不断增强我国的国际影响力和国际话语权。该《意见》还要求发挥高校学科齐全、人才密集和对外交流广泛的优势，推动高校智力服务能力整体提升。

为了更好地开展中医药文化研究与传播工作，探索中医药智库建设，为北京市乃至全国中医药事业发展的决策提供政策咨询服务，北京市中医管理局于2012年10月在北京中医药大学中医药文化研究与传播中心挂牌成立了全国第一家具有智库性质的中医药文化传播学术研究基地——"北京中医药传播重点研究室"。该重点研究室成立以后，已组建了一支拥有文化传播、政策咨询、战略规划、经济管理等方面专家的优势团队，可称得上是全国中医药行业第一支具有实战能力的中医药智库专家团队。该重点研究室积极争取中国社会科学院有关领导和专家的指导，并与其所属的社会科学文献出版社紧密合作，借助其在国内外影响极大的蓝皮书品牌，正式启动了全国第一本中医药发展智库式图书《中医文化蓝皮书——北京中医药文化传播发展报告（2015）》的研发工作。

《中医文化蓝皮书——北京中医药文化传播发展报告（2015）》选择了近年来北京市和全国中医药发展、中医医疗服务、人才教育、中医养生、就医选择、创意产业、新闻出版、传播活动、国际交流、服务贸易等方面的十余个问题，通过对北京市多家中医医疗机构和北京市市民进行多种形式的调研，采集到了大量的数据和证据，然后进行深入分析，寻找解决问题的途径，最后提出专家的独家观点、具有可操作性的解决方案预案和发展规划，以供决策者选用。

从2015年开始，我们将每年连续研发编写和定期发布中医文化蓝皮书，期望为北京市和全国中医药事业的发展和中医药科学文化的传播发挥应有的作用，为国家中医药治理体系的建设和治理能力的提

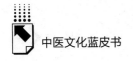

高发挥重要的作用。

需要指出的是，智库与蓝皮书的性质决定了各子报告除了总结成绩以外，更重要的意义在于发现问题和解决问题。从某种程度上看，蓝皮书可以说就是为寻找问题而生，以解决问题为目的。同理，中医文化蓝皮书的价值也在于不断寻找中医药发展中存在的问题、不足和错误，然后有针对性地研究和提供解决方案，从一个特殊的角度为中医药发展献计献策。如果在面对中医药工作中存在的一些问题或不足时，总是采取回避、消极甚至抵触的情绪，是不利于中医药健康发展的。事实上，只有能够及时自我纠错的体系，才是最具有生命力的体系。我们期望通过逐渐加深对中医文化蓝皮书的认识和理解，能够改变多年来中医药界一些人存在着的只愿听赞扬而排斥正常批评的不良习气，从而使中医药管理决策者、中医药行业专业人士都能拥有更大的胸怀，坦然面对问题和分歧，勇于改正自身存在的错误，共同促进中医药科学文化事业的大发展大繁荣。

《中医文化蓝皮书——北京中医药文化传播发展报告（2015）》邀请了北京中医药大学、中国社会科学院、清华大学、中国传媒大学、首都医科大学、中国科学技术信息研究所、中国中医科学院、北京市中医对外交流中心、中国中医药报社、中国中医药出版社、健康报、北京御生堂中医药博物馆、北京孔医堂、北京清研智库公司、北京伟达中医肿瘤医院、北京博爱堂医馆、北京汉典中医医院有限公司和深圳市侏罗纪科技有限公司等机构的专家参加。该书在策划、调研和编写等组织工作中，一直得到北京市中医管理局、中国社会科学院、社会科学文献出版社、北京中医药大学、中国中医药报社、中国中医药出版社等单位有关领导的指导和支持，北京市各中医医院的信息专员胡庆华、张亚兰、王松涛、赵雯、李红艳、刘东、游徐奕、张婧、刘晓茜、宋泽珩、白凤连、张綦慧、王伊光、殷子斐、张艳秋、郭京平、李学燕、李文婷、曹克刚、李家瑞等参与了问卷调研的组织工作，在此一并致谢！

北京中医药文化传播重点研究室

北京中医药大学中医药文化研究与传播中心

2015 年 5 月 8 日

摘　要

《中医文化蓝皮书——北京中医药文化传播发展报告（2015）》是中医药行业第一本具有中医药发展战略与智库性质的蓝皮书。本报告从现代智库的角度，采取实地调查、问卷调研、统计分析、数据比较、文献整理等社科研究方法，对北京市以及全国中医药事业发展中，与中医药文化传播有关的行业管理、医疗、教育、研究、中医药企业、文化企业和大众传媒等资源的年度状况进行系统的调研和分析，以掌握中医药文化传播的基本情况。同时，寻找和发现中医药发展中存在的各种问题，用事实和数据说话，深入分析问题产生的原因，提出解决方案，探索发展战略思路，为政府和企事业单位的决策提供具有学术价值的强有力依据。

长期以来，中医药传播侧重于文化传播，而忽略从科学角度进行传播，致使给人一种"中医药是文化和哲学，不是科学"的误解。为此，本报告特别强调了要全面传播中医药科学文化的重要性，客观有效地传播中医药科学文化，有利于中医药学术的传承和发展，也有利于中医药人才队伍后继有人，更有利于引导社会认可中医药的科学性和科学价值，以增强现代人对中医药的认可度，为广大患者提供多样性的就医选择，最终实现不断提升社会人群的健康水平和养生防病能力的目标。从2015年开始，本报告将每年发布北京市民养生保健与选择中医就诊的趋势指数，以供政府有关部门、中医医疗机构、中医药企业以及广大北京市民参考。

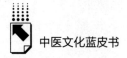

　　本报告的出版，必将有效促进中医药科学文化传播事业和中医药文化创意产业的健康发展，正确引导大众就医选择和养生文化消费，为人类健康事业发展做出贡献。

Abstract

"The Blue Book of TCM-Development Report on TCM Culture Communication Development of Beijing (2015)" is the first blue paper on TCM development strategies coupled with think-tank characteristics in the TCM industry. The report systematically investigates and analyses the annual development of resources of industry supervision, medical treatment, education, research, TCM companies, cultural organizations and mass media which are related to the industry of TCM culture communication in Beijing and other parts of the country with development of TCM. From the perspective of modern think-tank the research adopts social and scientific research methods such as field survey, questionnaire survey, statistical analysis, data comparison and literature review in order to master the basic situation of TCM culture communication. At the same time, the report tries to identify and find out all kinds of problems existed in the development of TCM and speak with facts and data, analyzing the root reasons of the problems. It tried to offer solutions and explore the roadmap of TCM development strategies and provides formidable valuable academic basis for governmental and business decisions.

For a long time, TCM communication focused on cultural dissemination, while ignoring communication from the scientific point of view, and resulted in the misunderstanding "TCM is culture and philosophy, not a science." Therefore, the report emphasizes the importance of comprehensive communication of TCM science and culture. Only by spreading the science and culture of TCM objectively and effectively, can it helps the academic heritage and development of TCM. It is beneficial to attract new faces to line with TCM talents, and also helps to

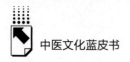

guide the social recognition of the scientific nature and value of TCM. Additionally, it serves to enhance the recognition of TCM by people living in modern age and offer diversified choice of medical treatment for patients. Finally, it aims at achieving the goal to improve the health level of the whole population and strengthening the capacity of health care and disease prevention. From 2015, the report will release annual forecast on the trend of health cultivation and selection of TCM treatment of Beijing citizens, and offers it to the relevant government departments, TCM medical institutions, TCM companies and citizens in Beijing for reference.

The publication of this report will effectively promote the healthy development of TCM science and culture communication and TCM cultural creative industry. It offers a guide of medical choice and health cultivation consumption for the public, and will contribute to the cause of healthcare for human being.

目 录

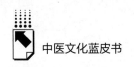

皮书数据库阅读使用指南

CONTENTS

B I General Report

B II   Chapter of Social Medicine

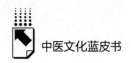

B Ⅲ Chapter of the Creative Industry

B Ⅳ Chapter of Education and Training
of Professionals

B V   Chapter of Communication and Exchange

总 报 告

General Report

B.1

中医药科学文化传播的战略分析

课题组*

摘 要： 中医药是我国原创医药科学知识体系，也是具有中国特色医药卫生事业及增强我国文化软实力必不可少的组成部分。传播中医药科学文化，不仅能够为人类带来更多的医疗选择方式和生命希望，而且有利于中华优秀传统文化世代相传，不断扩大中国文化在国际上的影响力。长期以来，中医药传播侧重于文化传播，而忽略了从科学角度进行传播，因而在此特别强调中医的科学传播。本报告通过对中医药科学文化传播的

* 毛嘉陵执笔。毛嘉陵，北京中医药大学中医药文化研究与传播中心主任、北京中医药大学国学院（中医药文化研究院）副院长、北京中医药文化传播重点研究室主任、中华中医药学会中医药文化分会学术顾问，研究方向：中医药传播学、中医药发展战略与智库建设。

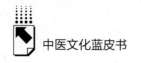

现状进行调研分析，提出了中医药科学文化传播发展的大趋势、大预测和大战略。

关键词： 中医科学传播　中医文化传播　中医大趋势　中医大预测　中医传播大战略

一　中医药的存在价值

中医药是我国原创医药科学知识体系，也是具有中国特色医药卫生事业及增强我国文化软实力必不可少的组成部分。传播中医药科学文化，不仅能够为人类带来更多的医疗选择方式和生命希望，而且有利于中华优秀传统文化世代相传，不断扩大中国文化在国际上的影响力。

"有疗效就是硬道理" 是评价中医药存在价值最基本的重要前提。如果中医药治病没有疗效，或有疗效而没有临床优势，则必然会自然消亡，只能作为一种文化历史的纪念。需要强调的是，中医药治病的疗效是在中医药理论指导下取得的，也就是说不能将中医药疗效与中医药学术理论切割开来对待。在对疗效认识的基础上，我们还必须上升到更高的层面来认识中医药存在的价值和发展中医药事业的重要意义。

（一）中医药是中华文明宝库的珍贵文化遗产

中医药是上千年来中国人在与疾病作斗争中创立出的一门独特的原创医药科学技术，具有一套独特的学术思想、较为系统的理论体系、丰富的临床经验和可靠的诊疗技术。中国传统医药是中华民族优秀传统文化的杰出代表，也是中国传统自然科学知识领域中唯一尚存的一个独立的学术领域和社会行业。正如习近平总书记所说："中医药学凝聚着深邃的哲学智慧和中华民族几千年的健康养生理念及其实践经验，是中国古代科学的瑰宝，也是打开中华文明宝库的钥匙。"

（二）中医药是中国特色社会主义卫生事业的重要资源

中医药为中华民族的繁衍昌盛做出过不可磨灭的贡献，深受我国人民的信赖，具有广泛而深厚的群众基础。它不仅是中国人早已普遍接受的一种医疗健康方式，而且是中国人的一种生活方式和价值取向。新中国成立后，特别是改革开放以来，在党和国家中医药方针政策指引下，中医药事业蓬勃发展，形成了中医医疗、保健、科研、教育、产业、文化"六位一体"协调发展的工作新格局，在具有中国特色的医药卫生事业中发挥着不可替代的重要作用。

（三）中医药是未来人类健康需求的新选择

人类进入 21 世纪以后，现代医药虽然发展迅猛，但仍然不能解决人类所有的健康和疾病诊疗问题，甚至在解决一个问题的同时又可能带来新的健康问题。发展中医药事业，有利于繁荣人类医药学研究，为大众的健康和就医带来多样化选择。习近平总书记曾指出："深入研究和科学总结中医药学，对丰富世界医学事业、推进生命科学研究具有积极意义。"

中医药是一门应用性医药学，以解决临床问题为基本要求，以"有疗效"为终极的追求目标。如果中医药没有疗效，或疗效普遍不好，即使有着数千年悠久的医药文化发展史，也很难继续生存和发展。中医药最大的价值不在于其文化历史的悠久和曾经的辉煌，也不在于其理论有多么的完美，而在于在中医药理论指导下诊疗疾病能够取得确切的疗效。因此，可以说中医药存在的最大理由就是"有疗

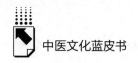

效"，也就是我们常说的"有疗效就是硬道理"①。在此须指出的是，在现代文明背景下，即使有疗效也还不能成为硬道理，还要将有疗效的证据展示出来，并解释清楚为何产生疗效，然后才能真正成为被现代人所认可的硬道理。

综上所述，促进中医药在现代社会的继续发展，不仅仅只是延续一种传统文化的问题，而且是关系中华民族优秀文化复兴与实现中国梦的一个伟大事业，还能够为人类健康事业和人类文明进步做出新的更大贡献。

二 中医药传播的科学文化问题

人类认知世界的路径多种多样。认知路径不同，决定了文化体系的不同，对人们的认知、思维、社会生产实践活动产生不同影响，呈现出不同的人性、思想意识、价值观、审美、思维方式、社会、经济、生活等文化形态，最终也必然使其获得不同的科学文化知识体系的形式和表达方式。

人类的认知路径虽然有千条万条，但最主要的却只有两条：一条是从大到小的方向，即从宏观整体、时间、属性及其与环境关系的途径去认知；另一条则是从小到大的方向，即从微观局部、空间、功能及其最小物质构成的途径去认知。人类的这两条认知路径决定了人类的科学文化只有两大体系，这就是坚持宏观认知的东方科学文化体系和坚持微观认知的近现代西方科学文化体系。在这两大科学文化体系背景下形成的医药学也是两大体系，即我们熟悉的中医和西医。中医强调从宏观整体、病性的角度去认知人体的健康和疾病，西医则从微观局部、解剖实体角度去认知人体的健康和疾病。可见，从人类两大

---

① 毛嘉陵：《有疗效就是硬道理》，《中国中医药报》2013年1月3日第5版。

认知路径的角度，更容易帮助我们清楚而准确地理解东西方科学文化的异同，也更容易理解中医和西医并存的意义和价值。

不同的文化体系代表各国、各地域、各历史阶段不同的思想意识、价值观、思维方式和行为准则，不同的科学模式代表着对自然、社会、思维等客观规律的不同认识和理解，不同技术代表着改造世界的不同知识、方法和技能。因此，我们要研讨中医药科学文化传播问题，首先就必须对中医药的科学文化问题有一个正确的认识。

（一）中医药文化的概念

中医药文化是中国人对生命、健康和疾病所特有的智慧成果和实践的概括，包括认知思维模式、对生与死的价值观、健康理念、医患关系、诊疗方式、养生方式、生活方式、药物处方和运行体制等知识体系和医疗服务体系。

中医药文化深受中国古代文化影响。中国古人认为宇宙是一个不可分割的、对立统一的有机整体，处于不断的运动变化之中。大宇宙包含着小宇宙，小宇宙融于大宇宙之中，万事万物之间存在着相互联系、相互协调、相互制约的关系，以保持生存发展的可持续性和资源的共享性。既然一切都是不可以随便分割的，物我同样不能分离，主客体是统一的一元体，由此产生了"天人合一"观念，强调要与自然保持和谐的关系，一切都应顺应自然、中庸平和。在认识论上强调从宏观整体上动态地对客体所表现出来的各种"现象"、"形象"以及功能状态进行记录、描述和分析，并从关系背景去分析理解，从而形成了以形象、模糊、直觉为特征的中国式认知思维模式。

（二）中医药文化的三大核心

对文化的定义虽然有多种界定，但有一点是比较公认的，即文化是与自然相对应的一种有人为因素参与的状态或成果。文化的本质就

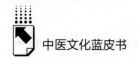

是人类化，首先必须有人才可能产生文化，也就是说文化包含了人的干预和影响，是由人所创造的成果和一切所作所为的总和。但这样理解又使文化包罗万象，难以准确认识。因此，有人将文化分为底层、中层和高层三类：底层的是"物质（硬件）文化"，包括人的生存所需求的一切物质产品或物质条件；中层的是"规则（软件）文化"，包括语言、文字、制度、法律、宗教、文学、艺术、风俗、礼仪、习惯等；高层的是"精神文化"，包括世界观、价值观、审美观、思维模式等。

通过对以上所涉及的文化范畴进行深层次的剖析研究，我们发现人类不同于其他动物的最重要标志就是有高级思维，所以与人类思维有关的思想观念、认知思维模式以及在此影响下的行为准则等三大要素，才是文化最重要的核心，也是不同文化之间最根本的区别。根据以上认识，结合中医药的学科特点，我们提出了中医药文化的三大核心：

核心观念是天人合一、和谐共生；

核心认知思维模式是象思维、直觉思维、模糊思维等；

核心行为准则是道法自然、以平为期。

（三）中医药特色

特色指某一事物所独有的特征，或某一群体独特的认知思维和行为方式，这也是它与其他事物的最显著区别。中医特色就是中医所独有的医学观念、学术体系和临床技术等知识特征，包括以下三大特色：

1. 生命理念特色——天人合一

中医"天人合一"整体观思想是中国古代哲学思想在中医学中的具体体现。

2. 认知思维特色——象思维

象思维是中医以人体内部变化在体外所表现出来的现象（象信

息）作为思维活动所必需的信息依据，最后得出具有属性意义的诊断结果的一种思维方式。

3. 治疗调理特色——道法自然

中医在行为准则上追求"道法自然"，其治病和养生都主张调动人体内外的一切自然资源，强调一切顺势而为，以达到新的平衡状态为目的。

（四）中医药优势

优势指具有明显优先的形势，也可以说是某一方拥有对方没有的技术或资源。即使对方有，但比对方更好更强。优势是要在比较中才能证明的。中医主要具有以下五大优势。

1. 理论优势——执简驭繁

中医主要通过人体表现出来的现象（象信息）去认识复杂多变的人体生理和病理情况，从宏观的属性和关系等层面把握人体的本质和规律。这种认知思维方式能够用简捷方法认识和处理复杂的人体病理问题。

2. 思维优势——以不变应万变

无论多么复杂的致病因素和病变，在临床上总具有或寒或热、或虚或实等属性之分，这就足以构成中医诊治的依据。

3. 治疗优势——以人为中心

中医在治疗上是以"人"为中心，而不是以"病"为中心，针对每一患者的年龄、性别、临床表现、病程等情况，采取针对性强的个性化治疗。

4. 养生优势——防患于未然

"上医治未病，中医治已病，下医治大病"。"治未病"养生以防患于未然，不仅能够减少疾病的痛苦，而且可避免因病而产生的医疗费支出。

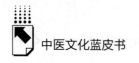

5. 医疗经济优势——减少医疗支出

中医药相对于西医药的昂贵医疗费用，是一种极其廉价的支出。不仅能够减轻患者家庭医疗开支的压力，而且能够为国家和社会节约大量的医疗保障支出①。

（五）中医药传播

中医药传播就是中医药信息传递、共享及其发挥影响的全过程，即中医药传播者将中医药信息通过语言、文字以及图书、报刊、视频、网络等媒介传达并影响相关受传者的整个过程。传播者与受传者必须具有相互识别的语义、术语、概念以及能够沟通的文化背景和生活经验，才能正常交流，否则不仅不被认识和理解，还可能产生歧义。

1. 中医药传播功能

中医药科学文化传播工作主要包括三项功能。

一是中医学术传承功能。只有将前人的医学智慧、学术成果、临床经验进行系统的记录、保存和消化，才可能面对临床实际进行知识的创新。目前中医药学术传承主要由全国各地二十多所现代高等中医药院校来承担，同时还保留传统的师带徒的教育方式。

二是社会教育功能。中医药传播是一项社会活动，对提升社会人群的健康水平具有告知和教育作用，以指导民众选择正确合适的健康和诊疗方式。要保持社会的稳定和谐，需要社会民众身心健康。因此，帮助大众树立正确的生死观，增强养生健康意识，获得更多的中医药养生和防病治病等科普知识，选择合适的就医方式，减少疾病的发生，减轻疾病的危害程度，降低医疗支出，这对促进社会发展和人类健康事业的发展具有多重意义。

---

① 毛嘉陵主编《走进中医》，中国中医药出版社，2013。

三是文化强国功能。党的十七大报告明确提出要努力"提高国家文化软实力",在十七届六中全会决议中又提出要努力建设社会主义"文化强国",这表明了我们党和国家已经把提升国家文化软实力,作为实现中华民族伟大复兴的新的战略着眼点。在这样的时代背景下传播中医药科学文化,有助于增强我国文化软实力和实现中华民族伟大复兴。

2. 中医药传播内容

中医药传播主要包括以下两大部分内容。

一是中医药文化传播。中国古代提倡"文以明道"、"文以贯道"和"文以载道",强调文化传播必须传达明确的观点和正面的主张,这对中医现代传播活动的开展仍然具有指导意义。中医药文化传播的重点应当是对中医药文化三大核心的传播,并担负着文化强国和增强中国软实力的重任。

二是中医药科学传播。包括中医药的科学思想、科学理念、学术传承、社会教育、防病治病的知识普及等内容的传播。长期以来,中医药传播侧重于文化传播,而忽略了从科学角度进行传播,致使给人一种"中医药是文化,不是科学"的误解。传播中医药科学有利于中医药学术的传承和发展,也有利于中医药人才队伍后继有人,更有利于引导社会认可中医药的科学性和科学价值,以增强现代人对中医药的认可度,提升社会人群的健康水平和养生防病能力。

三 全国中医药文化建设工作发展迅猛

(一)政府工作报告中的"中医药文化"

通过对 2007~2014 年期间国家中医药管理局领导在全国中医药

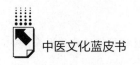

工作会议上做的工作报告所涉及的"中医药文化"进行分析，可以从政府管理决策层角度观察到中医药文化建设工作的发展演化。

2007年虽然涉及中医药文化宣教基地的建设问题，但没有特别之处。

2008年迅速提升对中医药文化工作的重视程度，出现了三个首次：第一个首次是从国家中医药管理局的层面明确地将中医药文化与中医药医疗、保健、科研、教育和产业共同构成"六位一体"协调发展的思路，制定了《加强中医医院中医药文化建设的指导意见》；第二个首次是对中医药文化建设工作提出了系统的要求，即"充分发挥中医药文化价值，开发中医药文化资源，普及中医药文化知识，保护中医药文化遗产，发展中医药文化产业，促进中医药文化传承，加强中医药文化对外交流"；第三个首次是在布置当年工作时专门列出独立的段落来布置中医药文化工作，并特别强调要以中医药文化建设来统领整个中医药工作的开展，这不仅正式宣示了政府主导的中医药文化建设工作正式启动，而且展现出政府将"从文化入手发展中医药"的战略蓝图。

2009年认为中医药文化价值受到重视，中医药文化建设开创了新局面。同年，成立中医药文化建设与科学普及专家委员会，开展了"中医药文化核心价值和丰富内容的专项研究"。

2010年认为中医药文化建设工程全面推进，提出与文化部门协调，研究制订中医药文化发展规划，并将其纳入国家文化发展规划。

2011年认为中医药文化建设开创崭新局面，"中医中药中国行"活动深入开展，普及了中医药知识，弘扬了中医药文化。并要求着力推动中医药文化传播。这是第一次强调了中医药文化的"传播"概念，同时还提出了要完善新闻发布制度，及时发布中医药行业重大新闻。

2012年要求将中医药文化建设工作提高到一个全新高度来认

识，认为中医药文化发展繁荣带来了难得的战略机遇，因此要从发展繁荣社会主义文化的大局和中医药事业发展的全局来认识和把握加强中医药文化建设的重大意义。提出了要加强中医药文化发展战略研究，探索建立中医药文化传承、保护、发扬的体制机制。在布置该年工作时，连续第五年将中医药文化建设工作单列为独立段落进行布置，要求加强中医药文化传播平台建设，丰富中医药文化产品，加快中医药文化专业队伍建设，造就一批中医药文化科普名家大师。

2013 年提出要探索构建中医药传统文化传承体系和中医药文化核心价值体系。要加强舆论引导，组织编写发布中国中医药事业发展白皮书。在布置 2013 年工作时，虽然也有专门布置中医药文化工作，但已无新意。

2014 年仅对一年来的中医药文化活动进行了总结，没有新的具有特殊意义的中医药文化工作内容，也没有像前几年那样有专门的独立篇章来布置中医药文化工作，中医药文化建设工作在发展中似乎遇到了难以突破的瓶颈。

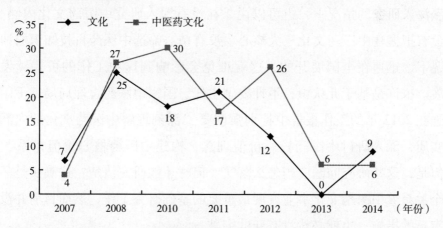

**图 1 近年来政府中医药工作报告中"文化"与
"中医药文化"出现频率**

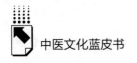

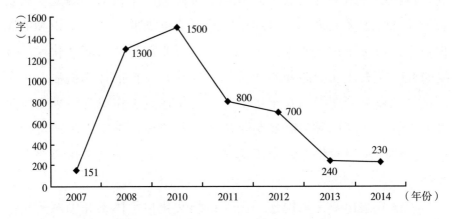

图2 近年来政府中医药工作报告中与中医药文化相关字数变化

2007年以来，中医药文化建设工作被有关部门提高到了一个空前的高度，大大地推动了中医药文化事业的大发展。在2008年以来三四年间的全国中医药工作会议的工作报告中，"中医药文化"词汇出现的频率和相关内容的字数，出现了一个急速上升的状态。但从2012年以来又逐渐下滑。由于从一开始就是在缺乏对中医药文化内涵深入研究的情况下，也可以说是在没有深入研究中医药文化内涵、没有把握住中医药文化三大核心、没有精心筛选中医药科技知识的情况下，迅速在全国展开的，这就难免会影响到这项工作的可持续发展。也许是基于此认识，卫计委副主任、国家中医药管理局局长王国强在2012年的工作报告中特别强调要"深刻理解中医药文化的内涵实质，深入研讨中医药核心价值理念，构建中医药核心价值体系"。但是，这些研究问题应当怎么落实？何时才能研究清楚？这确实是一个关系着中医药文化事业发展最重要的基础研究工作，然而目前并没有新的措施，也就必然没有新的突破。

我们更应以积极乐观态度来看，以上现状并不意味有关部门对中医药文化建设工作有所减弱，也有可能暂时处于平稳发展期，各项工作已经按部就班地在进行中，所以相关数据也就不很突出。不管怎样，毕竟中医药文化建设工作从 2007 年启动起来了，一切都应向前看。

（二）政府组织的系列中医药文化活动

2007 年以来，国家中医药管理局组织了大量的中医药文化活动。联合 23 个部委共同主办"中医中药中国行"大型科普宣传活动，已在全国 30 个省市包括港澳地区共举办各级活动 366 场，直接参加现场活动的群众达 160 多万人，中医大篷车行程 10 万公里，举办社区和乡村医生培训 487 场，培训农村和城市社区中医药人员 9.2 万人，大力弘扬了中医药文化，增进了民众对中医药的了解和认同；成立"中医药文化建设与科学普及专家委员会"；成立"中医药文化科普专家巡讲团"；主办"中医药服务人民六十年成就辉煌"中医药主题展；主办"英国中医药文化周"；举行北京奥运会中医药文化体验活动；确定北京御生堂中医药文化博物馆等一批中医药文化机构为"全国中医药（民族医药）文化宣传教育基地"。以上活动虽然从政府层面上推动了中医药文化建设工作的发展，但还存在着可以进一步提升的空间。闫树江在"科学蓝皮书"的《中医药文化建设报告》中肯定了近年来中医药文化建设所取得的成绩之后，也指出了还存在着的问题，这就是"主题活动缺乏整体规划和设计；手段单调，大多仍局限于传统的方式；资金的投入力度不大；强调科学知识的普及，忽视了科学精神、科学思想、科学方法的传播。"

（三）中医药院校中医文化教育与研究

为贯彻国家中医药管理局"从文化入手发展中医药"的战略思想，从文化角度培养中医药人才和研究中医药发展问题，全国各地中医药院校相继成立了中医药文化研究机构。2008 年 12 月 26 日，北京中医药大学在全国中医药院校中率先按院处级建制成立了以中医药文化研究与传播相结合的校内独立的专业研究机构——"中医药文化研究与传播中心"。几年来，该中心在文化理论研究、文化作品创作、文化教材编写、文化活动开展等方面取得了显著成绩，已经成为全国中医药文化传播研究与中医药发展战略研究的重要智库。该中心策划和主编的全国创新教材《中医文化入学教育》被列为国家中医药管理局"十一五"中医药文化建设重要成果之一和"十二五"全国中医药院校规划教材。为了更快更好地推动中医文化入学教育，北京中医药大学中医药文化研究与传播中心主任、《中医文化入学教育》主编毛嘉陵给中央领导写信汇报和建议，希望使中医药大学生赢在起跑线上。2013年11月30日，国务院副总理刘延东对其建议做出重要批示："中医与中华传统文化密不可分，所提建议值得重视。"对此，国家中医药管理局人事教育司进行专项调研，提出了中医药文化教育的一套综合改革方案，可望尽快实施。2009年底，上海中医药大学紧随其后也成立了同样名称的中医药文化机构，由此形成了一北一南两相呼应的中医药文化传播专业机构。成都、福建、南京、辽宁等中医药院校也先后成立有不同名称的中医药文化机构。2014年1月，北京中医药大学又成立了国学院和中医药文化研究院。

（四）中医医疗机构的中医药文化建设

为推进中医医院文化建设工作，国家中医药管理局制定实施了《关于加强中医医院中医药文化建设的指导意见》、《中医医院中医药文化建设指南》，确定了一大批中医医院为中医药文化建设试点单位。各地中医院主要从以下方面开展了中医药文化建设工作：一是抓好医院文化建设的主要内容，在医院价值观念体系、行为规范体系、环境形象体系中，努力体现中医药文化的特征，营造浓厚的中医药文化氛围，不断推进中医药文化创新；二是积极探索和丰富中医药文化的内涵，深入挖掘中医药文化中"医乃仁术"、"大医精诚"的价值理念，结合各自实际，把中医药文化建设贯穿于中医药发展和医院活动的全过程，通过中医药文化展现中医药的特色优势，提升核心竞争力；三是广泛开展了中医药文化宣传教育活动，许多中医医院充分发挥中医药文化传播主阵地的积极作用，大力开展中医药宣传活动，普及中医药科学知识，在提高当地居民对中医药认知度的同时，也为提高中医药社会地位和信誉做出了积极努力；四是不少中医院进行了具有中国传统文化风格的室内外装修，从表层和环境上增添了中医药文化气氛。

自 2007 年国家中医药管理局将中医"治未病"健康工程列为中医药服务百姓健康推进行动工程以来，在全国先后确定了四批共 173 所中医预防保健服务试点单位，同时要求在全国二级以上中医医院建立"治未病"科，开展"治未病"服务。全国各地积极响应国家中医药管理局的要求，在中医院内部抽调医生组建"治未病"中心或治未病科时，确有不少中医院或综合医院仓促上马，带有一定迎合性的组建方式。因此，在"治未病"专业人才的整合上，必然会捉襟见肘，难以按照"上工"要求来严格选拔具有高水平的中医师从事治未病工作，这与《黄帝内经》所强调的只有"上工"才能"治未病"的要求相差甚远。虽然发布有《中医医院"治未病"科建设与管理指南（修订版）》，但仅涉及科室管理，而对"治未病"的诊断、治疗性调控等关键性技术问题并未涉及。

本课题组对北京中医"治未病"情况的调研结果也显示，从医在 19 年以内的有 47.96%，从医 30～39 年较有临床经验的仅有 13.22%。中医药是一个需要有丰富经验积累的应用性学科，从目前北京从事"治未病"从业人员的从医医龄和学术成果来看，难以证明大多数专业人员已经具备"上工"的能力。其中还有 46.67%的

"治未病"从业人员从事此工作的时间不到两年，而且他们在从事"治未病"工作前都没有接受专业培训。即使参与培训，目前中医本身也只有已延续了上千年的简单调治手段，缺乏对"未病"状态更好的、更可靠的调控方式。因此，中医"治未病"方面的专业人员做的实际上是一些相当于普通的保健工作、类似西医的健康管理工作和针灸推拿方面的治疗性工作。

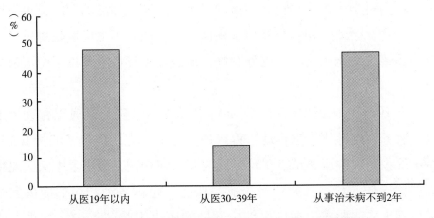

图3　北京中医"治未病"从业人员业务背景情况

（五）国医大师评选的学术影响力

评选国医大师有利于树立和弘扬大医精诚的医德医风，继承和创新中医药学术思想与临床经验，建立和完善中医药人才培养和激励机制，培养和造就更多的名医大家，对中医药事业的发展具有深远的积极影响。2009年以来，我国政府部门已经在全国范围评选出了两届60位国医大师。

为了使国医大师评选能够长期持续地进行下去，也为了使国医大师评选条件更加合理化和更具有公正性，更为了使评选出来的国医大师具有公信力、说服力和学术影响力，建议制定和发布可供公开评议的具有可量化的数据硬指标的《国医大师评选标准》。该标准至少应当从学术贡献、临床实践、社会影响、学术地位和从业资历等多方面，对国医大师候选人进行客观的学术评价。由于是学术影响力评价，因此学术贡献占有较大的比重。

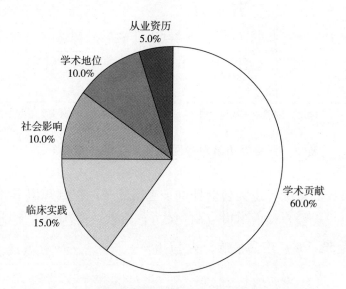

图4　国医大师学术影响力的主要评价要素

四　北京中医药文化传播现状的调研

（一）2014年北京市民养生保健与选择中医就诊的现状

1. 中医养生方面

养生知识内容的兴趣差异。北京市受访者对中医养生保健知识即日常健康调理知识的兴趣度最高，达到86.1%，其次为中医理论知识和疾病治疗方法，对中医文化历史的兴趣度最低，仅为30.0%。

养生知识获取的媒介选择。网络成为北京市受访者获取养生、保健健康知识的主要方式，该项选择比例达到68.1%；近几年中医保

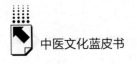

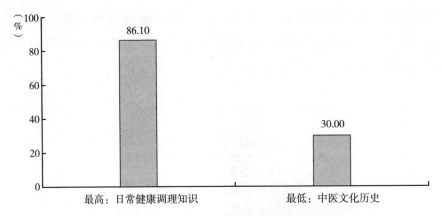

图5　北京受访者对中医养生关注点的高低差异

健图书市场的繁荣，也为公众提供了丰富的中医保健知识书刊，使书籍成为第二大信息获取渠道（61.5%）；电视已降为第三大信息获取渠道，为53.3%；广播最低，为17.6%。

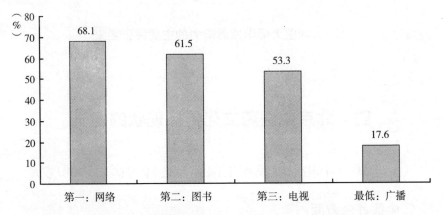

图6　北京受访者获取中医养生知识媒介选择的高低差异

养生节目收看的人群分类。 60～80岁是收看养生类电视节目人数最多的人群，高达78.6%。只要有养生电视节目必看的人群是农民，有57.1%；其次是离退休人员，有43.8%。

养生活动项目的个人选择。 北京市受访者选择太极拳有39.5%，

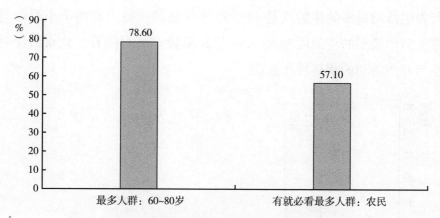

图7 北京受访者收看养生电视节目的两类特殊人群

选择瑜伽有 37.7%，选择敲打经络有 32.7%，选择遍布社区的广场健身舞有 28.3%，选择气功有 12.8%，而选择与太极拳一样具有较好养生功能且历史悠久的五禽戏、八段锦、易筋经却分别仅有 10% 左右。

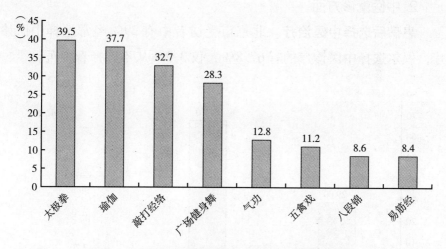

图8 北京受访者养生活动选择的高低差异

养生活动的时间安排。北京市受访者中有 62.1% 每天的养生活动时间在 1 小时以内，31.6% 在 1～2 小时之间。每天有一个小时参

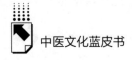
与养生活动最多的年龄段是 18~35 岁年龄段，每天有两个小时参与
养生活动最多的年龄段是 60~80 岁年龄段。从时间看，北京市民对
参与养生活动的积极性还很高。

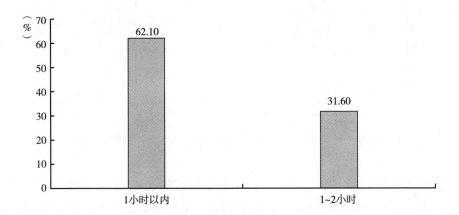

图9　北京受访者养生活动时间使用情况

2. 中医就诊方面

患病后选择中医治疗。北京市受访者中有 29% 经常选择中医诊
疗，偶尔选择中医诊疗的有 67.8%，仅 3.2% 从不选择看中医。

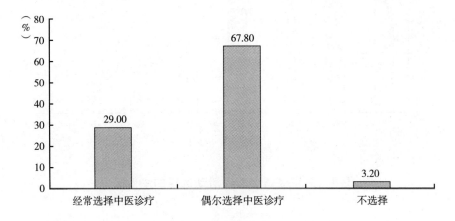

图10　北京受访者选择中医的情况

经常选择看中医最多的年龄段是 60~80 岁, 有 64.3%; 其次是 49~59 岁, 有 59.3%。

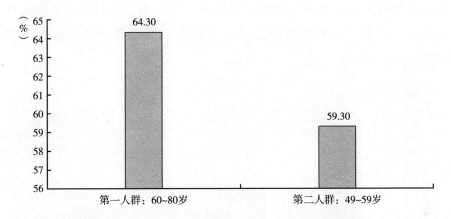

图 11　北京受访者选择中医最多者的年龄段

经常选择看中医最多的人群是离退休人员, 有 56.3%。下面依次是党政机构和事业单位工作人员, 有 37.4%; 企业人员, 有 34.7%; 科研人员、教师、律师, 有 30.6%, 通常认为选择中医可能性比较高的农民却仅有 28.6%。

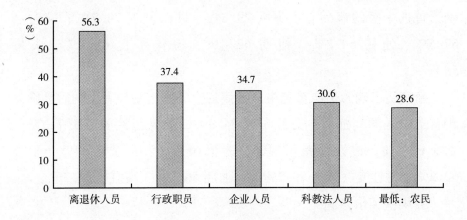

图 12　北京受访者选择中医的职业分布

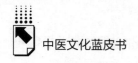

患病后不选择中医治疗。北京市受访者患病后不选择中医治疗的人中，50%给出的理由是从小生病后找的就是西医，28.2%说是住家附近就是西医院，21.9%认为西药都有科学依据。还有的认为西医擅长急救和手术、西医发展势头盖过了中医，所以不选择中医而选择西医。

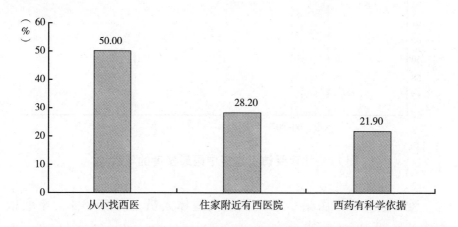

图13 北京受访者不选择中医的主要理由

患病后尚未确诊愿首选中医的病症。北京市受访者患病后尚未确诊首选中医的病症有：失眠79.8%、腰酸腿痛74.7%、肩肘痛67.5%、便秘64.2%、扭伤62.4%、消化不良60.8%、头晕58%。

患病后已确诊仍愿首选中医的病症。北京市受访者患病后已确诊仍首选中医的病症有：月经不调74.9%、类风湿性关节炎71.7%、贫血67.8%、慢性胃炎67.4%、遗精65.2%、不孕症64%、阳痿62.2%、慢性支气管炎59.2%、高血脂56.2%、高血压54.3%。

3. 中医评价方面

中医不科学。北京市受访者对中医科学性的认识和评价具有截然不同的态度。70.7%的受访者认为"中医治病有疗效，认为中医就

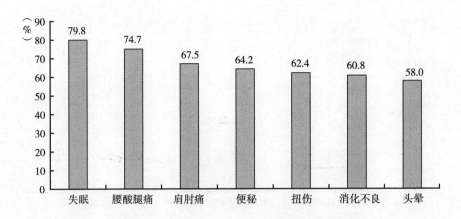

图 14　北京受访者尚未确诊首选中医的病症

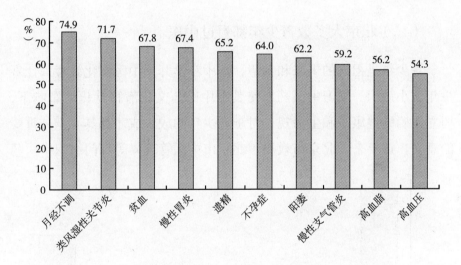

图 15　北京受访者已确诊仍愿首选中医的病症

是科学"。29.3%的受访者认为"中医虽然能治病，但不代表就是科学"。1%的受访者认为中医不是科学。

支持中医的人群。认为并支持"中医治病有疗效，认为中医就是科学"观点的人群，主要是离退休人员，有 81.3%；党政机构和事业单位工作人员，有 75.7%；公司职员，有 73.1%。

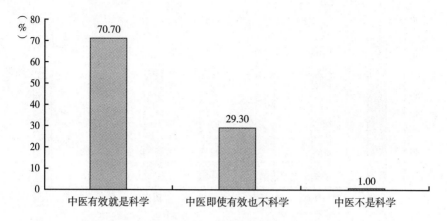

图16　北京受访者对中医是否科学的态度

（二）北京大多数青少年都看过中医

青少年是祖国的未来和希望，在中小学开展中医文化教育，让青少年从小认识、学习中医药，使其在中医药文化潜移默化地影响下，树立正确的健康观和生命观，对于青少年的成长成才都具有十分重要的意义。近年来，北京市教委、北京市中医管理局等部门组织中医药

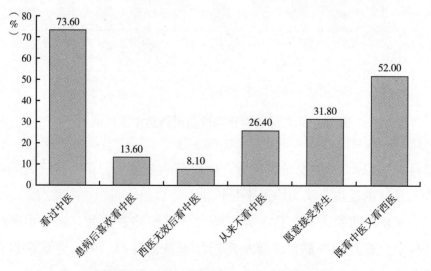

图17　北京中小学生对中医的接受度

文化进中小学校园，呈现了蓬勃发展的趋势，已由试点学校扩展到了区县教委参与试点。

北京中医药大学闫兴丽课题组设计了中医药传统文化进校园调查问卷，采用随机抽样、整群抽样的方法，对北京市 10 所学校初中生进行了网上问卷调查。结果显示：73.6% 的中小学生看过中医，其中有 13.6% 的人患病后喜欢看中医，8.1% 的人是在西医疗效不好后才看中医。另有 26.4% 的人从来不看中医，31.8% 的同学表示十分愿意接受中医养生理论来指导日常生活。这些数据显示在青少年中进行中医药文化教育有较大的拓展空间。

（三）北京中医药专业人员的基本素养

北京中医药专业人员的中国传统文化素养。中医药文化对中医药学术的创新、中医医疗机构在医疗市场的竞争力和临床诊疗水平的提高都发挥着重要的引领作用。提高中医药专业人员的中医药文化素养有助于促进中医药发展，而中医药文化素养的形成与中国传统文化密切相关。

通过对北京中医药专业人员中医药文化素养的调研发现，北京不少中医药专业人员具有较好的中国传统文化素养，但仍然有很大部分尚缺乏这方面的修养。例如，中国传统音乐、中国书法和诗词是中国传统文化中影响最大的标志性文化艺术形式，在北京中医药专业人员中却仅有 12.9% 的人表示很喜欢中国传统音乐，10.25% 的人表示很喜欢中国书法，9.8% 的人很喜欢诗词，还有一部分人明确表示不喜欢。

北京中医药专业人员的专业素养。北京中医药专业人员对中医药经典有较大的关注度，其中 93% 的人首选《黄帝内经》、87% 的人选择《伤寒论》、77% 的人选择《金匮要略》、60% 的人选择《温病条辨》。

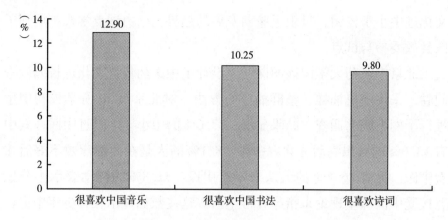

图18　北京受访者对中国传统文化的喜爱程度

北京中医药专业人员对方剂的掌握情况较好，有80%以上的中医药专业人员都能熟练掌握100首以上的方剂。但是，也还有20%的人承认仅掌握50首以下的方剂。

以上调查数据说明，北京中医药专业人员十分重视中医经典，但也比较偏重于实用性知识，对能够潜移默化影响自己学识水平提高的中国传统文化艺术形式，还缺乏主动积极地学习和接受其熏陶。

（四）北京中医药文化节活动方兴未艾

2008年，北京举行首届"中医药文化宣传周"。2009年，北京市东城区成为国家中医药管理局的首批国家中医药发展综合改革试验区，其主要任务就是促进中医药的文化建设和发展。为了探索试验区建设的新路径和新办法，北京市中医药管理局及北京市东城区从试点当年就举办了首届"中医药健康文化节"，后来又将"宣传周"和"文化节"合二为一，目前已固定每年在北京地坛举行。举办"中医药文化节"的目的简单明确，就是为了增进人民大众和全人类的健康。此项活动已在北京地区乃至全国产生了很大的影响，丰富多彩的活动吸引了广大市民的踊跃参加。

（五）全国第一家中医药文化传播重点研究机构在北京成立

北京中医药大学中医药文化研究与传播中心是国内成立较早而且已在中医药文化与传播研究和智库建设方面产生较大影响的中医药文化专业机构。基于该中心的学术基础和影响，北京市中医管理局于2012年10月在该中心挂牌成立"北京中医药文化传播学科重点研究室"，目的是创立并完善中医药文化传播学理论体系，承担部分中医药政策咨询和调研任务，逐渐发展成为一个立足首都、影响全国、独具学术研究优势的中医药文化传播研究基地，为北京和全国中医药科学文化事业的发展，为提升中医医疗机构在医疗市场上的竞争力，提供重要的文化和学术支持。该重点研究室成立以来，组织全国专家完成编写全国第一本中医药文化传播方面的学术专著和教材——《中医文化传播学》，2014年已由中国中医药出版社正式出版。

（六）北京中医药院校积极开展国际传播与合作

2014年11月17日，国家主席习近平与澳大利亚总理阿博特在澳大利亚国会大厦共同出席并见证签署中澳中医合作协议。北京中医药大学徐安龙校长和西悉尼大学格罗夫校长代表双方签署在澳洲建立"中医中心"的合作协议。该中心旨在充分利用两校优势资源，建立集中医医疗服务、教育、研究与文化交流为一体的综合平台。

2014年12月19日，*Journal of Traditional Chinese Medical Sciences*（《中医科学杂志（英文）》）创刊号正式上线并实现开放获取，标志着由北京中医药大学主办的、中医界又一份世界刊行的英文科技期刊正式出版，其必将为在世界科技舞台传播中医药最新科技成果提供快速准确的高水平开放窗口。

2014年12月，当年最后一期《科学》杂志，随刊发行了一册"传统医药的艺术与科学"专刊。该专刊的封面图片采用中国阴阳图

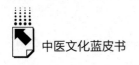
形作为背景，封面下方标明由北京中医药大学、香港浸会大学联合赞助，共收录了北京中医药大学校长徐安龙等人与中医药有关的论文。这是利用国际主流科学学术期刊平台传播和交流中医药科学文化的一次尝试。

五　中医药的未来与传播战略

随着中国在世界上的和平崛起，中国人正逐渐重新找回自己必须具备的自尊、自信和自强的精神，也开始有信心重新正视中国传统文化和中医药。中医药历经百年磨难，以其顽强的生命力，至今仍然在具有中国特色医疗卫生事业中发挥着不可替代的重要作用，也必将为实现中华文化的伟大复兴和实现中医梦做出应有的贡献，对世界医药文明的发展进步产生积极的影响。面对充满希望的中医药未来，如何做好中医药的科学文化传播工作呢？

（一）中医药未来发展的大趋势

21世纪中医药在全球跨文化、跨地域、跨时代的广泛传播，不仅能够给人类带来更多的健康希望，更重要的是中医所代表的中国文化理念，有利于构建平衡、和谐、和平的新世界。越来越多的中医发展信息和数据显示，中医已呈现令人瞩目和激动的三大发展趋势。

1. 第一大趋势：中医知识必将成为全人类共享的"健康知识财富"

人们将具有可学性、被广泛认可以及在世界上广泛存在的观念、文化及科学知识，称为具有"普世价值"、能给全人类带来可实现共享的知识财富。中医药科学文化知识体系是否具有普世价值呢？又能否造福全人类呢？下面从三方面来分析。

第一理由：认可性。中医所主张的天人合一、与大自然和谐相处、仁爱、尊重生命、以人为本等健康理念和医德思想，符合人类共同的价值观，具有被世界普遍认同的现实和可能。特别是在西方现代科学已走入很多误区、地球已被破坏得千疮百孔、西医所导致的医源性和药源性疾病剧增的今天，更有其重要的现实意义。世界卫生组织（WHO）在20世纪70年代后承认了中医的医疗价值，并在全球范围内予以大力推广。

第二理由：可学性。中医并非只有中国人才学得会，任何民族、任何文化背景的人，只要愿意都能学会中医。如果具备了中文基础和一定的中国文化知识背景，更容易学习，也更容易学好。目前到中国来学习自然科学的外国留学生人数中，学中医的人数排第一。截至2009年底，北京中医药大学的留学生人数，在国内大学中排列第六名。

第三理由：广泛性。以前曾有人认为中医药是中国人的文化传统，甚至还有的认为中医药是中国人的一种民俗，仅局限在华人圈内信仰和应用。虽然中医目前还不是世界上的主流医学，但随着20世纪中后期中医在全世界160多个国家和地区普及推广，越来越多的外国患者加入接受中医治疗的队伍中来，每年约有30%的当地人、超过70%的华人华侨接受中医药保健和治疗。

最近几十年中医药在世界范围内广泛而快速传播的事实，足以证明中医药不仅具有普世价值，而且必将成为全人类共享的"健康知识财富"。

2. 第二大趋势：中医养生必将成为现代人的"标准健康方式"

中医养生就是根据人体的生命发生发展规律，有意识地自我采取一系列具有保养、调养、养护身体的方法，主要通过养精神、调饮食、练形体、适寒暑等方法，以达到减少疾病、增进健康、延年益寿的目的。这符合现代人的健康需求，只要大家对日常生活稍加调整，就可以自然地将中医养生方式用于日常生活之中。

第一理由：生态性。中医养生是一种自然、立体和流畅的生活方

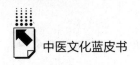

式，既重视身心双修，更重视春夏秋冬季节、昼夜、地域等时空变化对人体健康的影响，以顺应大自然的变化。

第二理由：防御性。中医药养生"治未病"医学思想早在《黄帝内经素问·四气调神论》中就已提出："是故圣人不治已病治未病，不治已乱治未乱，此之谓也。"具体来讲，主要针对三个阶段的三个原则：

一是未病时要"未病先防"：要注意摄生，防患于未然，尽量防止疾病的发生；

二是患病后要"已病防变"：要注意早诊断和早治疗，尽量防止病情加重；

三是病愈后要"瘥后调摄"：要注意处理后遗症，尽量防止疾病的复发。

吴仪副总理在 2007 年全国中医工作会议上专门强调了充分发挥中医养生"治未病"有利于大众健康和节约医疗健康资源的重要意义。随着社会经济的不断发展，人们对健康生活质量的要求越来越高，也愿意学习和接受有利于自己身心健康的中医养生生活方式。

第三理由：经济性。从治未病角度看，如果在身体尚处于健康的时候能够"未病先防"，就可以防止疾病的发生，根本就不存在医疗费用的支出；如果能够早诊断和早治疗，在患病后采取积极的治疗措施，实现"已病防变"，则可防止病情加重，那么只需花费不多的治疗费就能恢复健康；如果病愈后能够注意"瘥后调摄"，适当调整生活方式，避免或注意消除诱发疾病复发的各种不利因素，以及及时妥善处理后遗症，则可防止疾病的复发，从而避免"再次医疗消费"。可见，养生"治未病"以防患于未然，是中医最大的一个特色优势，不仅能够减少疾病的痛苦，而且可以给个人和国家节约一大笔医疗费开支。

从目前的发展态势来看，中医养生活动将会更加快速地进入家庭、进入办公室、进入工厂农村，成为现代人每天进行的"标准健康方式"。

3. 第三大趋势：中医诊疗必将成为世界性的"主流医疗体系"

西医虽然已经十分发达和非常先进，仍然不能解决所有的医学问题，不能治疗所有的疾病，甚至在治疗的同时还会给患者带来新的麻烦和痛苦，这就是西医主张的对抗治疗破坏了人体内环境的平衡和谐，大量使用化学药品必然会带来一系列不良反应和毒副作用。虽然中医很古老，但对很多常见病、疑难病不仅有疗效，甚至还有神奇的疗效，至今仍然发挥着独特的医疗作用，成为我国医疗卫生事业的重要组成部分。随着世界性回归自然热的兴起，越来越多的人选择更加自然的医疗健康方式，也有越来越多的人开始关注中医药。

第一理由：国际化。据世界卫生组织统计，目前在全世界有40亿人使用中草药治病，占世界总人口的80%。据该组织估计，中草药的开发利用在未来的10年内将在世界上全面兴起。自从1972年尼克松总统访华后，中医药在美国得到了迅速发展和推广。现在全美有各种中药店和含中药的保健品店12000多家，年销售额达20多亿美元。目前，分布在全美的中医院校已达46所。世界上大部分地区都有华人或当地人士开设的中医、针灸诊所。据报道，美国登记的职业针灸师有1.1万余人，德国有3万名针灸师，墨西哥的针灸师有5000多人，澳大利亚有4500名针灸师、中医师，巴西有针灸师1.5万余名，新加坡有中医师1500人，中国香港特区登记的中医、针灸师有7707人，甚至在南太平洋岛国中只有两万人口的基里巴斯也有两个中医诊所。这些数量众多、分布广泛的中医、针灸诊所，为中医药走向世界打下了广泛的基础。全球在用10多种文字出版中医、针灸学术刊物和著作。约有170多家大型制药公司、40多个国际知名研究机构在从事包括中药在内的传统药物的研究与开发。

第二理由：官方化。1977年12月，美国国家卫生研究所首次肯定了中医这一古老的疗法；1996年，美国食品药品管理局解除了对针刺的限制之后，越来越多的保险公司接受了针刺治疗的账单；在美国有识之士及部分政府官员支持下，1973年马萨诸塞州首先承认了中医针灸的合法地位，至1986年在全美51个州陆续确立了中医针灸合法地位。美国FDA不再要求中草药是所谓纯而又纯的"单体纯品"，而可以是"安全、有效、可控"的混合物。1998年白宫成立了补充与替代医学中心，白宫补充与替代医学政策委员会2002年向布什总统、参众两院递交了最终报告，将中医列为替代医学保健系统之一。FDA在网上公布美国《植物药研究指导原则》，并在世界范围征求意见。

2000年5月9日，澳大利亚维多利亚州议会通过了一项法案——2000年维多利亚州中医注册法。2000年5月16日，维州总督正式签署文件，宣布中医在维州立法。这表明中医在澳大利亚维州被正式承认为一门科学，中医首次在西方国家得到法律认可，享有与西医同等的法律地位。

英国中医正走向"法制化"。为配合政府立法规则，保障行医安全，维护中医师的合法权益，管理和推动中医在英国的发展，2004年6月8日英国成立了中医管理委员会（chinese medicine council）。2005年6月，英国卫生部正式成立了中医立法工作组，预期将于2007年正式成立补充替代医学委员会（cam council），届时中医将拥有自己的独立管理机构。

1952年法国医学科学院承认针灸疗法是一种医疗行为。1985年法国卫生部成立"针刺治疗诸问题研究委员会"。法国已决定将中医学教育纳入高等医学院校课程中去。

泰国政府承认了中医药的合法地位，只给考试及格的中医师发临时执照。早在1987年政府正式通过和批准了中草药议案。

到目前为止，其他国家卫生部与我国卫生部之间签订的卫生协议中，已有 70 多个国家的协议涉及中医药的内容，此外有 20 多个国家的政府直接与我国国家中医药管理局签订了中医药合作协议。

第三理由：市场化。近年来国内外投资中医药的项目剧增，中药出口量均逐年增加。亚洲、北美和欧洲是中药出口的主要市场。尤其是亚洲市场约占中药出口总值的 2/3。这几个市场的中药出口近几年都稳步增长。目前，全球四个主要中药市场为东南亚及华裔市场、日韩市场、西方市场、非洲及阿拉伯市场。此外，国外医疗保险接纳中医医疗，美国有保险公司还正在计划对中草药的开发和研究投入庞大资金。

以上最近几十年来的信息表明，中医药在世界各国的传播和应用，已从民间的自生自灭状态向官方的介入、引导、组织、管理方向发展，这预示着中医诊疗在不远的将来会成为世界性的"主流医疗体系"。

（二）中医药未来发展的大预测

在当今信息社会和正在进入的大数据时代，中医药必须高度重视和充分利用这次千载难逢的发展契机，以期弥补其缺乏数据的历史局限和学术尴尬，使其整体的、宏观的、粗放的医学认知能够获得微观信息和数据的支撑，从而实现在宏观整体基础上更精准地认知世界、更精确地维护人体健康和调整疾病状态。我们不难预见，在不远的将来中医药必将通过自身的突破和巨变，对人类健康事业产生新的巨大影响。

1. 中医天人合一医学模式将取代恩格尔模式

渗透着天人合一等中医药文化核心价值观的"环境（自然社会）—能量（信息）—个体（身心）医学模式"必将取代并不完美的恩格尔提出的"社会—心理—生物医学模式"。

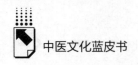

2. 中医高等教育将理性回归

中医文化入学教育必将在全国中医药院校中普遍开展，使中医药大学新生能够主动积极地把握自己的中医人生，力争"赢在起跑线上"；中医药大学的课程设置必将符合中医药文化传播和学术传承的规律；中医药大学的生源必将从具有坚实的中国传统文化基础的高中生中优先选择；有远见的中医药大学、教育管理者、投资者必将率先开办中医药大学附中或中医少年班。[1]

3. 中医科研将走向象思维的道路

中医学术的创新不再简单寻求物质实体为支撑，必将以象信息为主要依据、以象思维为主要认知方式，进行中医药学术创新模式的升级换代；中医对疾病的认知必将从现代对人体微观认识的最新成果中，提炼出对"象"的新认知，可望创造出与微观紧密对应的新的"证型"；对中医"象"与人体正常和病理实体的对应关系、"象"与治疗原则的对应关系、"象"与中医干预手段及调控效果的对应关系等机理和过程，必将获得更加清晰的认识和阐述，并以此为基础，升华中医药学术理论体系，甚至有可能创造出新的现代中医基础理论。[2]

4. 中医药将从大数据中获得新生

大数据的利用指通过现代信息和网络技术对巨量资料进行收集、管理和处理，分析出隐藏在数据背后的相关性、逻辑性，排除无关联的数据，最后得出可供决策的数据。这种方式正改变着人们以往靠直觉和经验进行决策和行事的方式，将使人们在分析处理信息时更理性和更精确，决策也更具洞察力。

在当今信息社会和正在进入的大数据时代，中医药必须高度重视

---

① 毛嘉陵主编《中医入学文化教育》，中国中医药出版社，2011。

② 毛嘉陵、王晨：《中医象思维的文化解读》，《医学与哲学》2010 年第 12 期。

和充分利用这次千载难逢的发展契机，以期弥补其缺乏数据的历史局限和学术尴尬，使其整体的、宏观的、粗放的医学认知能够获得微观信息和数据的支撑，发现各种现象之间的关联性，挖掘出它们之间可能的逻辑关系，从而实现在宏观整体基础上更精准地认知世界、更精确地维护人体健康和调整疾病状态。将大数据用于中医药学术研究和临床经验总结，以及对患者的信息收集、管理、分析以及病情变化的分析，特别是在中医治未病方面的长期信息跟踪和预测，将成为中医药学术在现代可持续性发展中的唯一正确道路。

近年来，中医科研机构已经从古代医籍、现代文献与临床病历数据化入手，启动了中医大数据的研究和大数据库的建设。但由于中医药临床数据的信息采集技术和设备所限，很多停留在文献整理和基础资料汇集的层次，尚未形成真正符合现代大数据分析意义上的中医药大数据系统，更待形成与大数据信息采集连接的中医药智能分析系统。中医大数据包括疑难病病案数据、诊疗思路数据、临床经验数据、患者长期跟踪数据、就医选择数据、中医医疗机构满意度监测数据等。

5. 中医医疗机构将发展结构性变革

中西医优势互补必将在临床实践中实现有机整合，患者在就医时也能够获得指导，更加理性地选择中医或西医；对医疗方式的评价，必将更加人性化和更注重治疗方法的性价比评价；为了更全面地认识生命、健康、疾病和死亡，必将从科学文化角度对人体身心灵进行具有科学依据和学术价值的探索；中医的生命观、疾病观和死亡观必将广泛普及，被疑难疾病吓死的案例将大幅下降；中医院单一的医疗服务必将分化为"医疗、养生、康复"三足鼎立的新型中医医疗健康服务体系；大数据时代必将深刻影响中医诊疗过程，将出现以象信息为中心进行采样、分析和评价的"中医数字检查室"，将全面实现辨证依据的数据化。

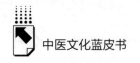

（三）中医药传播的三大战略

以上对中医药在现代社会的生存价值和未来发展趋势的认识，促使我们必须努力做好中医药的科学文化传播工作。为此，可从以下三个方面进行战略性思考。

1. 跨时代传播战略

跨时代传播是一个时间的概念，指在同一国家或地域中，因时代的不同而出现较大的文化背景差异时所发生的传播。当然，这已不可能构成双向传播，只能是过去年代向当代的文化传承和学术交流。

中医药学历史悠久，博大精深，具有丰富而深厚的中华文化底蕴。中医药理论知识不是在具有若干附加条件的实验室中产生的，而是来源于长期的大量的临床实践的总结和提炼，并受到各个时期的观念、认知思维、文化习俗、哲学、宗教的深刻影响。

早在远古时期，中华民族的祖先在长期艰苦生存抗争和与疾病斗争中积累了医药经验和健康常识，并逐渐形成早期中医药知识。到春秋战国时期，《黄帝内经》的成书，不仅标志着中医药学理论框架基本形成，也意味着中医学术语言体系的产生。当时的书面语言要求文字简练、含蓄，文体优美、生动，立论宏大、高深且富有想象力，这些文风在《黄帝内经》中不难发现。当然，其中也不乏屡屡出现的生僻字、艰涩的用词、复杂的句式、大量典故和隐喻、玄奥难懂的语义和哲学思想，这些都给现代人阅读理解造成严重鸿沟。唐宋明清各朝代虽然有些注释性的解读，但这些解读已属于古代语言。即使是最近的清朝所使用的语言，也与现代语言明显不同。如果现在学习研究，有些仍需要进行再次注释整理。

因此，在研究形成于古代的中医药文化时，必须回到当时的语境对其学术语言进行解读和理解。由于古人的认知思维方式与现代人有所不同，所以现代人难以很快进入古人的思维境界中去。中医药要在现代以西方科学文化为主导的话语背景下生存和发展，必须与现代社会进行有效的交流、沟通和传播。要做好这项工作，首先必须解决中医语言的现代话问题。著名科学家钱学森曾提出中医药要"用现代科学语言表达"。近年来，卫生部部长陈竺也要求"用现代语言把中医理论解释清楚，即是讲'现代话'。也就是把中医药量化、客观化，具体说来，包括中医理论通俗化、统一化，临床诊断仪器化，科研计数标准化，临床用药依照西医用药流程实验化，中医教育的专业化等诸多方面。"

中医药的现代话不是一个简单的语言学意义上的古语今译工作，也不是抱着颠覆现代人业已形成的观念和认知思维方式的心态去强行传播，更不是简单地用现代科学对中医进行解释，而是要在全面而深入地研究中医药文化核心和科学内涵的基础上，根据现代人的知识结构和容易接受的说理方式，对中医古老的学术语言进行准确的、恰当的现代转换和"再创作"，要以现代人能够看得懂、听得懂、理解得到的现代语言方式，向现代人介绍中医，向现代患者分析病情，向现代中医药学生传授中医药学。针对中医药专业人员，则可以要求深入经典原文的语境中去学习、研究和领悟，在学术交流中要形成严谨规范的学术语言。①

建议：中医药管理部门组织中医药研究机构和高校的学术力量编写《中医师现代话手册》和《中医就诊患者指南》。中医师是面向公众的第一传播者，必须加强对中医师进行中医药传播的专项培训。

2. 跨地域与国际传播战略

跨地域传播是一个空间概念，指在不同地域和不同国家之间发生的传播活动。如果在同一国家中具有不同文化背景的区域之间发生的传播，属于跨地域和跨文化传播；如果同一国家两地域的文化背景相

---

① 毛嘉陵主编《中医文化传播学》，中国中医药出版社，2014。

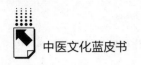

同或相近，则不属于跨地域和跨文化传播活动；如果发生在国与国之间，无论它们是否存在文化背景的差异，都可称为国际传播；如果发生在国与国之间，它们的文化背景相同或相近，可以称为国际传播，但不属于跨地域和跨文化传播。

国际传播可以理解为跨地域传播中的一种形式，指传播者直接或间接通过一定媒介向国外受传者进行的传播。广义国际传播包括向境内外的非本国受传者的传播，狭义的国际传播仅指跨越国界向境外受传者的传播。国际传播关注的是对传递对象国和对国际关系的影响。通常国家政府机构国际组织、全球性组织、地区性或联盟性组织、非政府的跨国组织、国内组织、跨国公司、在国际事务上有影响力的个人都是国际传播的主体，如联合国、世界贸易组织、欧盟、北大西洋公约组织、国际红十字会等。

国际传播是国际政治的一部分，具有很强的政治性，与国家利益紧密相关，传播内容均经过筛选和过滤，带有强烈的政治倾向性。国家宣传是国际传播的一种重要传播形态，分为正面宣传和负面宣传。正面宣传主要以增进国家间的了解、达成共识，加强国家间的良性合作为目的。通过宣传，国家形象得以建立，国家利益得以维护，国家价值取向得以宣扬。负面宣传主要包括宣传负面观点，强加、助长国际成见等。参与到国际传播中的大众媒介也具有相应的政治倾向。

随着 20 世纪中后期中医药及针灸在全世界 160 多个国家和地区普及推广，目前国外中医医疗机构达 5 万多所，针灸师超过 10 万人。越来越多的外国患者加入接受中医治疗的队伍中来，每年约有 30% 的当地人、超过 70% 的华人华侨接受中医药保健和治疗。据 WHO 统计，40 亿人使用过中草药，占全球人口的 80%。近年来，其他国家卫生部与我国卫生部之间签订的卫生协议中，已有 70 多个国家的协议涉及中医药的内容，此外有 20 多个国家政府直接与我国中医药管理局签订中医药合作协议。

要促进中医药国际化，必须深入研究各个国家不同的卫生政策和管理体制，然后有针对性地进行中医药的国际传播，否则只能被拒之门外。

建议：调研各国对待传统医药和所谓替代疗法的管理办法，制定我国的中医药国际传播政策，编制针对不同国家的中医药国际传播发展规划，以促进中医药服务贸易的快速发展，编写《中医药国际传播政策法规指南》和《中医药服务贸易指南》。

3. 跨文化传播战略

一般容易将国际传播与跨文化传播混淆，或用国际传播来代替跨文化传播。国际传播是按国别地域空间上来划分传播的范围，而跨文化传播则是针对不同文化背景的个体、群体、组织及国家之间进行的传播活动，即某一文化领域的具有特征性的价值观、道德、思维、智慧成果、习俗、行为方式等文化信息，向另一文化领域流动和渗透，并形成互动、共享或获得接受的过程。不同文化背景之间在观念、思维方式、行为方式、性格等方面既有共同性，也有一定的差异性。这种差异越大，被误解的可能性也越大，如果全部都是差异就很难交流甚至没有交流的可能。跨文化传播的信息重叠率在70%以上属于同文化传播，在70%以下则属于跨文化传播。

中医药跨文化传播就是对非中国文化背景的人群传播中国式的医药健康知识，为不同文化背景的人群带来健康的福音和增加多样化的医疗选择方式。中医药文化价值观与西方文化价值观存在着严重的对立和隔阂，目前还很难被西方科学和其他国家医疗观念全面接受和认同。中医药要造福于世界各国民众，中医药文化必须先行，只有中医药文化在受传者所在国实现有效传播并得到当地民众的文化认同之后，才能全面展开一系列的医疗服务，以实现传播的终极目的。因此，中医在向其他文化背景的受传者进行跨文化传播时，应充分考虑到因东西方文化撞击所带来的困难，同时要寻找可能的突破口，从一

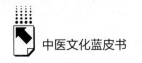

点切入，逐渐扩大传播交流范围。

中医药跨文化传播需要在三个层次获得传播效果：

第一是日常层次：中医药来源于生活，很多养生治疗方式都十分生活化，因此首先要将中医药实用性强、易学易操作的健康生活方式介绍给受传者，使其能够在日常生活中很容易就学会应用和获得效果；

第二是文化心理层次：要将中医药的健康理念传播给受传者，使其接受和认同中医药观点和医学思想，真切地体验到中医药健康智慧的价值；

第三是高端决策层次：这主要通过政府间的交流和影响，使对象国家在卫生政策的制定和医疗管理上，能够将中医药纳入进去，以保障中医药行业进行合法的正常发展。

实践是检验真理的唯一标准。中医药文化要获得跨文化传播的成功，最关键的因素还是"有疗效"，这也是中医药赖以生存、延续至今的唯一理由。中医药不仅具有疗效，而且对不少常见病、疑难病还有很好的疗效。正因为如此，在历经几千年临床检验后的今天，中国政府才将发展中医药确定为国家卫生工作的主要方针之一，中医药才成为我国医药卫生领域中不可分割的重要组成部分，而且，还被世界卫生组织（WHO）郑重地向全世界推荐。如果没有疗效，或疗效不理想，无论如何传播也是没有任何意义的，所以在中医药跨文化传播中，仍然是"有疗效才是传播的硬道理"。

建议：有关部门面向公众定期发布中医药优势病种和临床疗效肯定的疗法的信息，特别是在医保中予以重点推介。建议编写《中医药跨文化传播语言交流指南》。

以上主要是提出操作性强的图书编写方面的建议。此外，在传播方式、媒介选择与利用、活动组织等方面都可进行各方面的探索与策划，在此就不一一展开了。

社会医疗篇

Chapter of Social Medicine

B.2

2014年北京市民养生保健与选择
中医就诊的趋势调查

孔宁梅 韩硕*

摘　要： 通过对北京市16区县采取随机访问的形式开展公众问卷调查，收集有效问卷3000份，全面系统地分析北京居民对中医的认知与就诊行为偏好，准确了解中医科普内容、媒体渠道、养生保健活动等方面的公众需求，研判公众选择中医诊疗的行为模式和选择中医的主要影响因素。

关键词： 中医科普　中医认识　就诊偏好　北京

* 孔宁梅，高级研究员，清研智库研究总监，研究方向：民意调查、公众心理与行为、政府绩效评估；韩硕，清研智库研究经理，研究方向：民意调查、公众心理与行为。

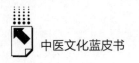

一　绪论

（一）研究目的和意义

为进一步贯彻落实《北京市人民政府关于促进首都中医药事业发展的意见》精神，促进北京中医药文化的传承和传播，北京市中医药管理局联合清研智库共同开展北京中医药文化传播公众问卷调查，即"2014 年北京市民养生保健与选择中医就诊的趋势调查"。

本次调查通过大数据样本分析充分了解当前公众对中医医学的认知和选择倾向，研究并发现当前社会的中医医疗服务现状及其发展过程中出现的普遍性问题，为今后提出可行性解决方案提供有效调查数据支持和参考。

（二）调查原则与内容

本调查遵循"科学严谨、突出重点、专业高效、协调推进"的原则，确保调查规范有序进行，以更好地服务于本次调查目的。

科学严谨。本次调查遵循科学严谨的原则，严格管理调查方式、样本选择、问卷设计、数据采集与数据审核等多个环节，提高调查的信度和效度，确保调查结果的科学性和权威性。

突出重点。本次调查包含的内容较为多样，覆盖的群体也较为广泛，为提高效率、厘清支干，将突出重点人群，以服务于项目研究的工作重点。

专业高效。本次调查建立专业的团队，采用专业的调查方法和调查工具，通过专业的流程控制，对问卷设计、数据采集、数据审核与质检等方面严格把关，确保调查的专业化水平，提高调查的信度和效度。

协调推进。本次调查并不是孤立的调查活动，而是根据北京市中医管理局工作重点的推进要求把握进度，确定方向，明确重点，协调推进，服务于工作大局。

（三）调查研究方法

为确保项目研究质量，项目组制定了科学严谨的研究方法体系，综合运用定性和定量的方法开展研究。首先，对文献资料和以往研究成果进行分析，充分了解项目要求，获得第一手资料，为项目开展奠定基础。之后，通过对北京市16区县社区/村随机访问的方式开展公众问卷调查，调查共收集有效问卷3000份。最后，在问卷回收基础上，对调查数据进行量化分析，并结合定性研究形成科学严谨、操作性强的研究成果。

二 受访者概况

（一）受访者性别及年龄分布情况

调查统计结果显示，此次接受调查的受访者中，男性占比59.5%，女性占40.5%，见图1。

其中18~35岁受访者比例最高，达到64.7%，其次为36~45岁年龄段人群（25.3%），各年龄组受访者比例见图2。

（二）医疗保险：职工医保为主要参保类型

受访者中，参与"职工医疗保险"的比例最高，达到50.2%，其次为投保"城镇居民基本医疗保险"（29.9%）和"新型农村合作医疗"（12.5%），见图3。

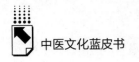
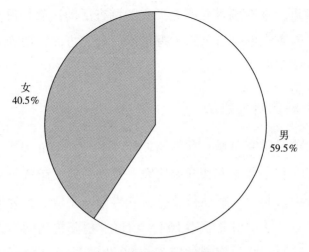

图1　受访者性别情况

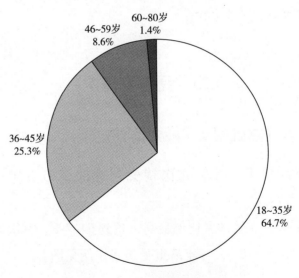

图2　受访者年龄分组情况

（三）自身健康满意度：54.4%表示满意

调查结果显示，累计有54.4%的受访者对自身的健康水平表示满意（非常满意＋比较满意），但仍有13.1%对自己的健康表示不满

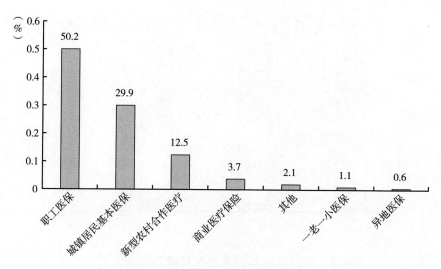

图3 受访者医疗保险投保类型

（非常不满意＋比较不满意），见图4。随着年龄的增长，受访者对自身健康水平的满意度呈现下降趋势，其中60～80岁年龄组受访者对身体的满意度评价最低，有35.7%表示不太满意，见图5。

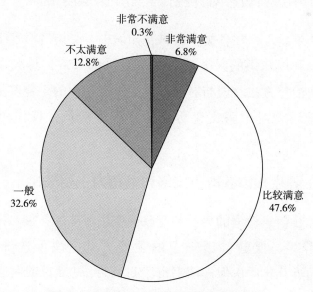

图4 受访者对自身健康的满意情况

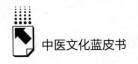

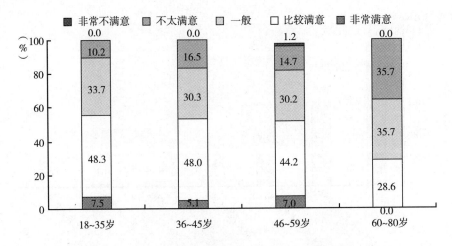

图5 不同年龄受访者对自身健康的满意情况

三 中医养生与治病的认知和行为

（一）中医科普：对养生保健知识兴趣度最高

调查结果显示，在各类中医科普知识中，受访者对养生保健知识即日常健康调理知识的兴趣度最高，达到86.1%，其次为中医理论知识和疾病治疗方法。但与对健康保健中医知识的兴趣度呈现一定差异的是，受访者对中医文化历史的兴趣度较低，仅为30.0%，见图6。

（二）养生知识获取：网络和书籍为主要渠道

随着在线信息检索的普及和互联网应用群体的扩展，网络成为受访者获取养生、保健健康知识的主要方式，该项选择比例达到68.1%；而近几年中医保健图书市场的繁荣，也为公众提供了丰富的中医保健知识书刊，使书籍成为第二大信息获取渠道（61.5%）；电

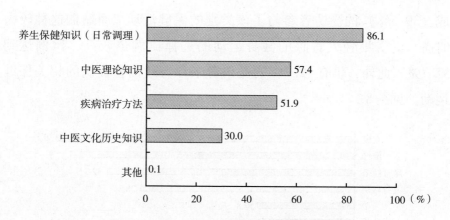

图6 受访者对不同中医科普知识的兴趣

视为第三大信息获取渠道，为53.3%；广播最低，为17.6%。此外，医疗机构在中医养生保健知识的传播、普及过程中也受到较高关注，见图7。

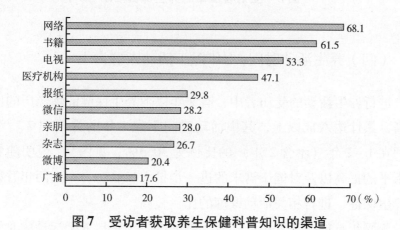

图7 受访者获取养生保健科普知识的渠道

（三）养生保健活动：太极、瑜伽参与度较高

当前，可供公众选择的养生保健活动日益丰富，从受访者的选择倾向看，太极这一传统强生健体的保健活动依然是公众的最爱，近四

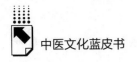

成（39.5%）的受访者参与了该类别的保健活动。而瑜伽这种较为时尚、更受年轻人青睐的健身运动的选择比例也较高，比例达到37.7%。此外，仍有12.7%的受访者未参与过调查提供的相关保健运动，见图8。

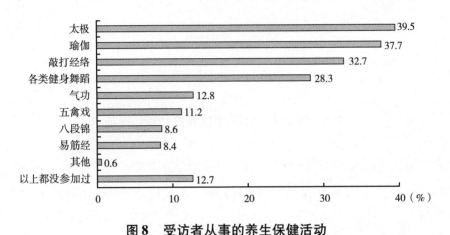

图8　受访者从事的养生保健活动

（四）养生活动时间：2年以下活动人群为主

进行养生活动的受访者中，有2年以下养生保健锻炼经历的比例最高，累计达六成以上，其中活动时间不到1年的为33.1%，活动时间在1~2年（不含2年）的比例为30.3%，见图9。说明随着生活水平的提高以及对健康需求的进一步扩大，受访者中近两年开始加强养生保健，进行相关活动锻炼的比例较高。

不同年龄的受访者中，随着年龄的增长，坚持养生活动的时间年限也呈上升趋势，其中60岁以上老年受访者坚持养生锻炼5~10年的比例最高，为35.7%，见图10。

（五）活动时长：62.1%每日活动在1小时以内

具体到每天进行的养生活动时间长短来看，逾六成（62.1%）

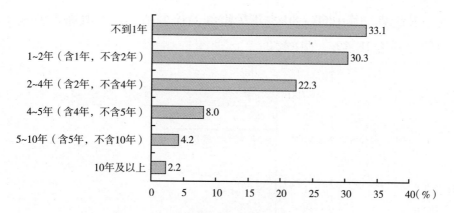

图9 受访者从事养生保健活动的时间

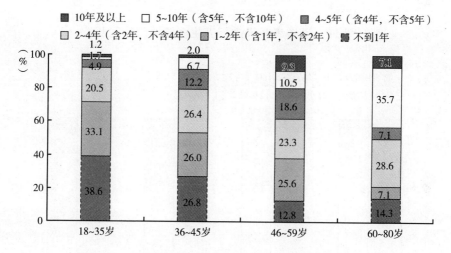

图10 不同年龄受访者从事养生保健活动的时间

受访者单日活动时间控制在 1 小时以内，31.6% 的单日活动时长在 1～2 小时（不含 2 小时），即受访者对适量运动、科学养生的运用较为合理，见图 11。

老年人因退休后闲暇时间较为充裕，因此无论是从事养生活动的年限还是每天的养生锻炼时间长度，都处于较高水平。调查结果显示，随着年龄的增长，受访者中每天进行长时间养生锻炼的比例也呈

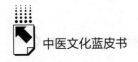

现上升趋势，其中 60 ~ 80 岁年龄组的受访者中，每天锻炼 2 小时以上的比例达 21.4%，见图 12。

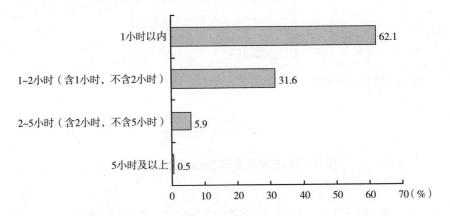

图 11 受访者每天进行养生保健活动的时长

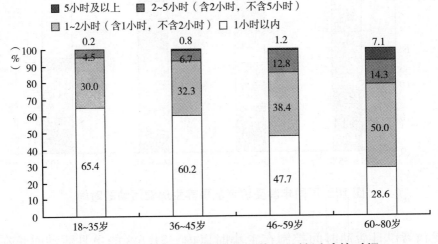

图 12 不同年龄受访者每天进行养生保健活动的时间

（六）九成以上受访者收看中医养生电视节目

调查数据表明，对于当前风靡各大电视频道的中医养生保健节目，累计有 97.0% 的受访者有过观看经历，其中"有养生节目必看"

的受访者比例达到31.5%，见图13。丰富多样的电视养生节目一方面增加了公众对中医保健知识的了解程度，对中医知识起到了有效推广和普及作用；但另一方面也因所讲知识的科学性难于充分考证、个别节目内容真假难辨等问题，给收看者带来了一定的负面影响。

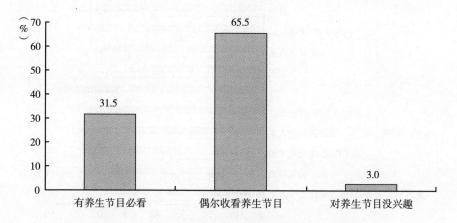

图13　受访者对中医养生电视节目的兴趣度

在收看中医养生节目的受访者中，随着年龄的增长，"有养生节目必看"的选择比例逐渐上升，其中60～80岁的对应选择比例达到78.6%，见图14，说明老年人成为电视中医养生节目的主要观众群。

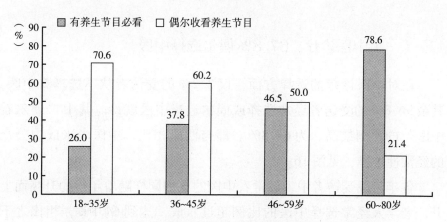

图14　不同年龄受访者收看中医养生电视节目的情况

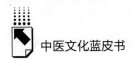

此外，在不同职业的受访者中，除农民外，其余职业的受访者中"偶尔收看养生节目"的比例均高于"有养生节目必看"的比例，见图15。

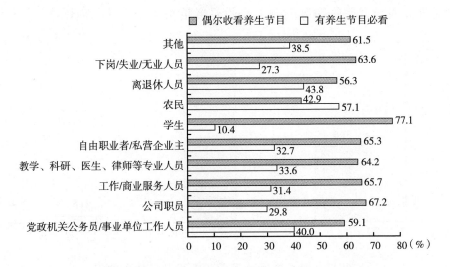

图15 不同职业受访者收看中医养生电视节目的情况

四 受访者中医就诊偏好

（一）中医诊疗：67.8%偶尔选择中医

在对中医诊疗的选择方面，仅3.2%的受访者从不选择看中医，其余96.8%的受访者经常选择或偶尔选择中医就诊。其中"偶尔看中医"的比例最高，为67.8%。即与西医相比，中医尚未成为公众的经常性选择，见图16。

各年龄段受访者中，经常看中医的比例同样随着年龄的升高而上升，老年人经常选择中医的比例超过六成，达到64.3%，相比之下35岁及以下年龄段的青年人经常选择中医的比例则明显下降，仅为

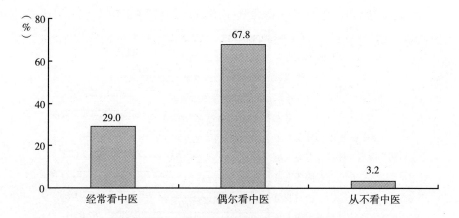

图16　受访者选择中医治疗的情况

26.6%，见图17。此外，从职业分布情况看，离退休受访者"经常看中医"的比例较"偶尔看中医"的比例高出12.5个百分点，同样表明老年受访者对中医的利用率更高，见图18。

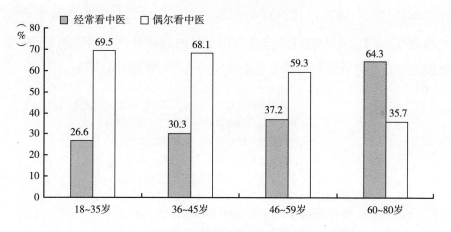

图17　不同年龄受访者选择中医治疗的情况

（二）习惯性就诊西医为受访者放弃中医的主因

从受访者不选择中医治疗的各项选择内容看，"从小患病后就是找

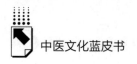

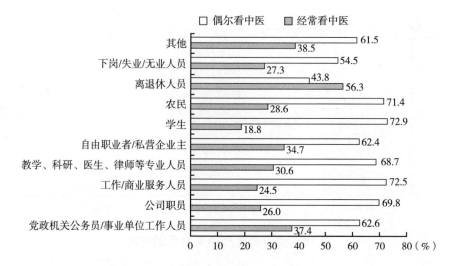

图18 不同年龄职业受访者选择中医治疗的情况

西医"和"住家附近有西医院或西医门诊,诊治方便"的选择比例居前两位,分别为50.0%和28.1%,见图19。说明当前西医的普及和推广率明显较高,西医就诊已成为多数公众的就医习惯,而数量丰富的西医医院、门诊更为患者的选择提供了足够的便利性。相比之下,中医医院的数量和就诊便利性以及公众养成的选择习惯则略显不足。

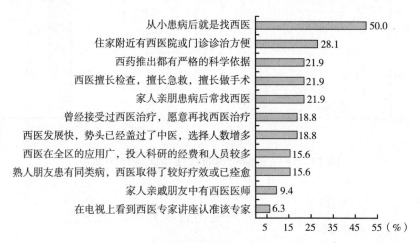

图19 受访者不选择中医治疗的原因

（三）失眠、腰腿酸痛患者多直接选择中医

调查结果显示，在全面了解自身的疾病问题前，多数受访者倾向于选择中医进行直接问诊，其中以失眠、腰酸腿痛、肩肘痛等疾病的中医问诊选择率最高，各项选择均在65.0%以上。相对于牙痛较低的中医选择比例（33.4%），上述病症因为对中医骨科、内分泌等理疗性、身体机能调理性治疗的需求较大，因此中医的选择倾向较为突出，见表1。

表1 确诊前受访者针对不同病症对中医就诊的选择情况

单位：%

症 状	确诊前选择中医的比例	症 状	确诊前选择中医的比例	症 状	确诊前选择中医的比例
失 眠	79.8	面 瘫	57.2	腹 痛	44.0
腰酸腿痛	74.7	耳 鸣	56.9	胸 痛	43.2
肩 肘 痛	67.5	头 痛	54.6	发 热	42.5
便 秘	64.2	胸 闷	54.1	骨 折	42.1
扭 伤	62.4	哮 喘	54.0	尿 痛	41.8
消 化 不 良	60.8	咳 嗽	52.8	腹 泻	41.4
头 晕	58.0	水 肿	52.8	牙 痛	33.4
坐骨神经痛	57.7	胃 痛	51.3		

注：某项疾病西医选择比例 = 1 - 该项疾病中医选择比例；例如，选择西医就诊"失眠"的比例 = 1 - 79.8% = 20.2%。

（四）确诊患者倾向于用中医进行身体调理

相对于确诊前的选择，受访者对病症确诊后的治疗选择有较高的倾向性：对于较为复杂或突发性疾病，如"白血病"、"急性尿路感染"等，受访者的选择较高集中在对西医的选择上，选择比例分别为71.7%和70.6%。而中医由于疗效相对缓慢，因此被选择对重症及突发性疾病进行治疗的比例明显低于对日常疾病的调理和医治。相

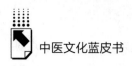

比之下，"月经不调"、"类风湿性关节炎"、"风湿性关节炎"、"风湿性关节炎"、"贫血"以及"慢性胃炎"的选择中医比例则呈现较高倾向，见表2。

表2　确诊后受访者针对不同病症对中医就诊的选择情况

单位：%

症状	确诊后选择中医的比例	症状	确诊后选择中医的比例	症状	确诊后选择中医的比例
月经不调	74.9	再生阻碍性贫血	47.7	慢性原发性血小板减少性紫癜	38.3
类风湿性关节炎	71.7	糖尿病	45.5		
风湿性关节炎	69.9	慢性尿路感染	45.1	糖尿病眼底病变	38.3
贫血	67.8	糖尿病肾病	44.8	胆囊炎	37.6
慢性胃炎	67.4	慢性胰腺炎	43.5	子宫肌瘤	34.6
遗精	65.2	糖尿病足	42.1	胆囊息肉	34.4
不孕症	64.0	肝硬化	41.9	肝癌	34.3
阳痿	62.2	肺心病	41.3	胃癌	34.3
慢性支气管炎	59.2	肺气肿	41.0	肺癌	34.2
高血脂	56.2	乳腺增生	40.5	乳腺癌	33.8
高血压	54.3	冠心病	40.3	脑梗塞	33.1
消化性溃疡	53.6	系统性红斑狼疮	39.9	乙型病毒性肝炎	33.1
支气管哮喘	52.2	甲亢	39.4	脑溢血	30.8
慢性肾功衰	50.4	帕金森病	39.0	急性尿路感染	29.4
慢性肾盂肾炎	49.8	肝硬化腹水	38.7	白血病	28.3
癫痫	47.7	甲低	38.4		

注：某项疾病西医选择比例 = 1 - 该项疾病中医选择比例；例如，选择西医就诊"白血病"的比例 = 1 - 28.3% = 71.7%。

（五）就诊医院：三甲中医医院为首选

选择就诊中医医院的受访者中，超四成（43.4%）受访者选择前往三甲中医医院进行治疗，选择比例远高于对其他医疗机构的选择。此外，受访者对知名机构的坐堂中医门诊（如同仁堂、国医堂等）的选择比例也较高，达到22.4%。说明公众对中医就诊的选择更看中医疗机构或专家的品牌、知名度，"老机构"、"老品牌"和"老中医"在患者中的影响更大，见图20。

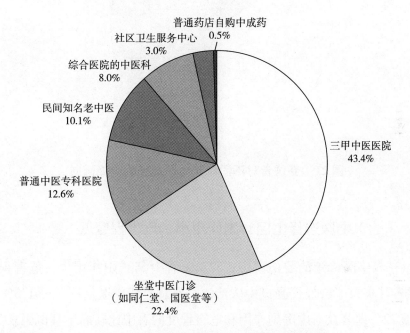

图20　受访者主要选择的中医就诊医院

（六）50～59岁中医医师为患者主要选择

中医行业中，公众对"老中医"的信任度普遍较高，从调查结果看，受访者选择中医医师的年龄倾向中，50～59岁中医医师的选择倾向最高，达到41.8%；其次为对60～69岁年龄段医生的选择（34.1%）。相比之下，受访者对40岁以下中青年医师的选择比例仅为3.0%，见图21。

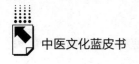

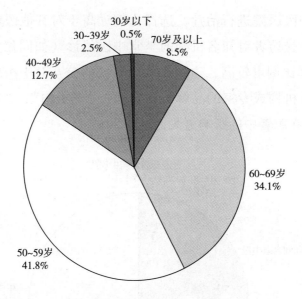

30岁以下
0.5%
30~39岁
2.5%
70岁及以上
8.5%
40~49岁
12.7%
60~69岁
34.1%
50~59岁
41.8%

图 21　受访者对不同年龄中医医师的选择倾向

（七）中医选择主因：副作用小，危害程度低

选择中医诊疗的受访者中，52.4%看中其"副作用少、危害程度小"，其次为"曾经接受过中医治疗，愿意再找中医治疗"（41.5%），见图22。即公众对中医副作用和危害程度的看中比较高于其他因素。

（八）对中医的认识：70.7%认为科学有效

公众对中医科学的认识直接影响了其对中医医疗的评判和选择，是中医行业发展的重要参考因素。调查结果显示，70.7%的受访者对中医的效果和科学性做出了正面评价，即认为"中医治病有疗效，认为中医就是科学"；但仍有28.3%的受访者对中医的科学性提出了质疑，认为"中医虽然能治病，但不代表就是科学"，见图23。上述调查结果充分说明，公众对中医科学性的正确认知仍存在不足，这些都与当前中医医疗手法、覆盖范围和知识普及有一定联系。

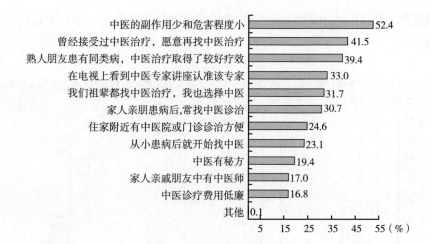

图22 选择中医的主因

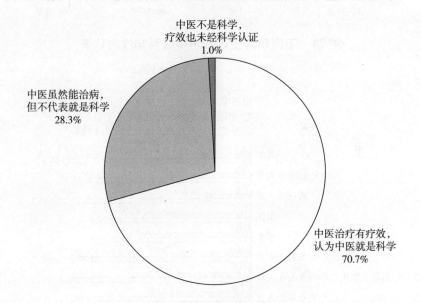

图23 受访者对中医科学性的认识

相对于高龄受访者，青年人对中医科学性的评价略有下降，18～35岁受访者中认为中医科学有疗效的比例为68.6%，低于其他年龄段受访者对中医科学性的正面认识，见图24。职业分布方面，

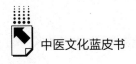

离退休人员中对中医给予正面评价的比例依然最高（81.3%），见图25。

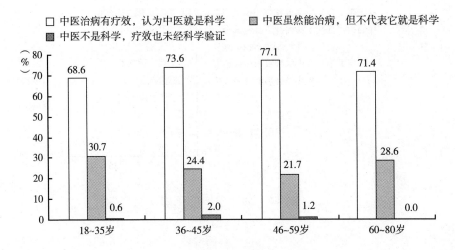

图24　不同年龄受访者对中医科学性的认识

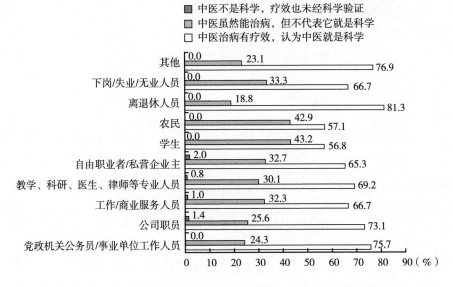

图25　不同职业受访者对中医科学性的认识

五 调查结果小结

年龄的升高引发公众对自身健康满意度水平的下降，进而提升公众对与健康相关的医疗信息、科普知识的关注。调查结果显示，当前北京市的受访公众对中医科普的兴趣主要集中在各类养生保健知识中，网络和书籍成为他们获取相关信息的主要渠道。此外，九成以上受访者收看过中医养生类电视节目。

日常养生保健活动方面，太极和瑜伽的普及率最高，均有三成以上的受访者进行过相关活动的锻炼。而养生活动的坚持时间和每日时长上均与年龄表现出一定的关联：受访者参与活动的时间虽以2年以下为主，每日活动时长集中在1小时以内，但高龄受访者中坚持长年锻炼与每天进行长时间锻炼的比例相对更高。

中医就诊偏好方面，绝大多数受访者接受中医（96.8%），但其中有67.8%仅仅偶尔选择中医诊疗。西医的发展及医疗机构的普及大大提升了患者就诊的便捷性，在一定程度上影响了公众对于中医的选择。此外，受访者对于中医的认识也存在不足，仍有29.3%的受访者对中医的科学性和有效性提出质疑。

而在选择中医就诊的患者中，确诊前即直接就诊中医的病症以失眠、腰腿酸痛等病症为主；确诊后选择中医治疗的，则多数为身体机能调理、慢性病诊治，急、重病的诊治仍以西医为主要选择。受访者在选择中医医院时，对有品牌、有口碑、信任度高的医疗机构和坐诊专家的偏好较为明显，三甲中医医院、坐堂中医门诊（如同仁堂、国医堂等）的选择比例均在两成以上；相对而言，中医医师的年龄越大，受到的选择偏好越突出，50～69岁的老中医成为受访者的首选对象。整体而言，中医诊疗因为较小的副作用、相对低的危害程度受到公众的欢迎。

B.3
北京市中医"治未病"文化现象的
观察与分析

柴玉 王宁*

摘　要：　中医"治未病"是养生防病的重要体现，它将改变"治已病"的被动局面，把疾病消灭在未病阶段，实现"不医而治"。2007年，吴仪副总理提出将"治未病"作为一个课题来研究。由此，中医"治未病"工程在全国启动并迅速发展。本文对北京市设置有中医"治未病"中心或科室的22所二甲以上中医医疗机构进行问卷调查，试图发现"治未病"工作中存在和急需解决的问题，以期"治未病"工程更好地造福于大众健康。

关键词：　治未病　上工　健康管理　养生　防病

中医药不仅能诊病治病，而且更重视从生命健康的养护角度进行养生防病。中医"治未病"正是养生防病的重要体现，它贯穿于从健康状态到疾病发生，再到患病后以及康复期的全过程。中医"治未病"将改变人们仅从现代医学接受"治已病"的被动局面，如战争的上策是"不战而胜"那样，把疾病消灭在未病阶段，最终实现

---

* 柴玉，中国中医药报社；王宁，健康报社。

"不医而治"。

近年来，中医"治未病"在全国发展很快，已经成为中医药行业的一个新的发展热点。为了做好中医"治未病"工作，本课题组对北京中医医疗机构开展中医"治未病"情况进行了调研。

一 "治未病"在现代的兴起

1. 国家启动"治未病"健康工程

2007 年 1 月，在全国中医药工作会议上，时任国务院副总理吴仪提出要把"治未病"作为一个课题来研究，并提议在中医院进行试点工作。至此，中医"治未病"工程开始在全国启动并迅速发展。

2007 年 3 月底，广东省中医院挂牌成立全国首个"治未病"中心。同年 6 月 24 日，全国中医"治未病"试点工作会议举行，广东省中医院、广西中医学院第一附属医院等医院负责人及北京中医药大学王琦教授分别介绍在中医治未病方面的探索经验。国家中医药管理局决定建成一批治未病技术成熟的中医院，并将中医"治未病"健康工程列为中医药服务百姓健康推进行动工程主要内容之一。

国家中医药管理局要求全国二级以上中医院设立治未病科，开展治未病服务；制定中医预防保健调理师标准，开展培训及考试试点工作。目前，全国确定了四批共 173 所中医预防保健服务试点单位。

2013 年，国家基本公共卫生服务项目中列入中医药健康管理项目。国家中医药管理局制定《区域中医预防保健服务工作指南》，开展区域中医预防保健服务体系建设试点，组织制定中医养生保健服务机构的基本标准。

2014 年 1 月，国家中医药管理局发布《中医医院"治未病"科建设与管理指南（修订版）》，要求治未病科由医院领导直接管理，设立科室负责人，应为中医医院一级科室。除了二级以上中医院设立治未

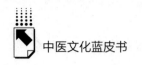

病科外，国家中医药管理局要求，社区卫生服务机构、妇幼保健院、疾病预防和控制中心等医疗卫生机构开展治未病工作。

对于企业性质的服务平台，国家中医药管理局制定社会性养生保健机构标准，为期 3 年多，在 23 个地区开展了试点工作。2014 年，计划由 23 个地区扩大到 100 多个。除了服务机构，12 项中医养生保健技术规范出台，还制定了 20 个高危人群的干预方案。

2. "治未病"含义

《黄帝内经》最早提出中医"治未病"概念。《素问·四气调神大论》指出："是故圣人不治已病治未病，不治已乱治未乱，此之谓也。夫病已成而后药之，乱已成而后治之，譬犹渴而穿井，斗而铸锥，不亦晚乎。"中医"治未病"的"治"可以理解为治理或管理，主要强调的是未病先防和既病防变。"未病"并非指无病，而是已有患病的因素或即将发生病变，但尚未明显表现出病理状态和症状。

中医"治未病"包括以下几层意思。

（1）养生保全，未病先防。这是中医"治未病"的第一层意思。《素问·四气调神大论》云："阴阳四时者，万物之终始也，死生之本也，逆之则灾害生，从之则苛疾不起，是谓得道。"治未病的根本含义是要顺从自然规律，保持健康的生活方式，提高身体素质，达到不得病或少得病的目的。

（2）防微杜渐，先病而治。这是中医"治未病"的第二层意思。《素问·刺热篇》云："肝热病者左颊先赤，心热病者颜先赤，脾热病者鼻先赤，肺热病者右颊先赤，肾热病者颐先赤。病虽未发，见赤色者刺之，名曰治未病。"即一个好的医生要善于观察，在疾病症状出现之前就能观察到，提前给出治疗方案，使病不发。

（3）既病知传，先变而治。这是中医"治未病"的第三层意思。《难经·七十七难》云："经言上工治未病，中工治已病者，何谓也？然：所谓治未病者，见肝之病，则知肝当传之与脾，故先实其脾气，无令得受肝之邪，故曰治未病焉。中工治已病者，见肝之病，不晓相传，但一心治肝，故曰治已病也。"

孙思邈《备急千金要方·诊候第四》云："上医医未病之病，中医医将病之病，下医医已病之病。"即按照《内经》之义分为"未病"、"将病"和"已病"三种，与"治未病"的三层含义相对应。

中医"治未病"的最大意义在于它能够使人们尽量不患病，即使患了病也尽量得到控制使之不进一步恶化。特别是在现在这种看病难、看病贵的情况下，充分发挥中医"治未病"的优势，不仅可以使大家身心少受疾病折磨，而且可以省下一大笔医疗开支。一个以健康为主题的世纪，中医"治未病"防患于未然、治病于初始的主动性医学思想，必将受到全世界追求健康人们的广泛关注，也必将在人类健康事业中显示出独特魅力。

3. 为何只有上工才能"治未病"

中国古代将医者称为"治病工"。"上工"又称"大医"，指诊断准确、具有精湛医术、治愈率高的高水平医生。上工能够"见色知病，按脉知病，问病知处"，也就是能够预见即将引发疾病的各种因素，也能够分析出患病后可能的变化，从而予以及时控制。如果只能对已经发生的疾病进行治疗，那就不能称其为"上工"了。

古代名医扁鹊为大家所熟知，《史记》所载的他以神奇医术为齐桓侯诊病故事广为流传。扁鹊在谈到自己医术时说，他不如两个哥哥。众人听后甚为惊愕：大家都知道你是大名医，而你的两个哥哥还没有你的名气大，怎么可能比你的医术高明呢？扁鹊解释到，大哥的医术最高，他治病是在病人发病之前，患者还没有察觉时就将其调理好了，所以大家感觉不出他的医术有多高明；二哥次之，他在疾病初起、刚有一些轻微的症状时，能做到药到病除，大家都认为他治的是一些小病，不足为奇；他自己最差，一般是在疾病出现或已很严重之时才进行治疗，治好病后，大家认为我治的都是重病，因此反而误

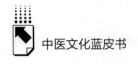

以为我的医术最高。

这则传说的名医故事形象指出了中医所追求的最高境界是"治未病"，即所谓"上医医未病之病，中医医欲起之病，下医医已病之病"。有的根据"上工不治已病治未病"的说法，认为上工只治未病，不治已病，这种理解不很妥当，应当理解为"不仅仅治已病"，而且必须能"治未病"，其实也只有上工能够治未病。那些只会治已病、不会治未病的医生，应列为普通的医生。

二 北京市"治未病"文化现象调研

2008 年开始，北京市启动中医"治未病"工作。北京市人民政府发布《关于促进首都中医药事业发展的意见》，在首都中医药医疗、教育、科研机构中建立了一批"治未病"试点单位，为创新中医药"治未病"健康服务模式提供了技术支撑。

为了解北京市中医医疗机构开展中医"治未病"的现状，本课题组对北京市设有中医"治未病"中心或科室的 22 所二甲以上中医医疗机构发放了 60 份《北京市医疗机构治未病基本情况调查表》，收回 54 份有效问卷。

1. 对"治未病"从业人员专业背景分析

对北京从事中医"治未病"工作的从业人员背景的调查显示，"治未病"从业人员以 40 ~ 49 岁的女性为主，学历多为本科，高级职称占 40.38%，从医 20 ~ 29 年者占 35.85%，有 46.67% 的大夫从事"治未病"工作不到两年。

从 2007 年全国启动中医"治未病"工程以来，全国各地积极响应国家中医药管理局要求，迅速在中医院内部抽调医生组建治未病中心或治未病科，但有不少中医院或综合医院仓促上马，带有一定迎合性的组建方式，将原来的体检中心或按摩科牌子一换，就变成

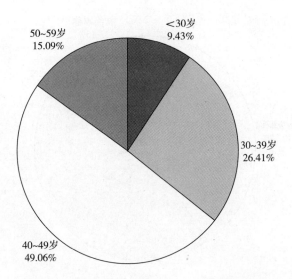

图1 北京"治未病"从业人员年龄分布

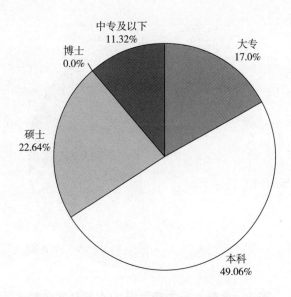

图2 北京"治未病"从业人员学历分布

治未病中心或治未病科。因此，在治未病从业人才的整合上必然会捉襟见肘，难以按照"上工"的要求严格选拔具有高水平的中医师

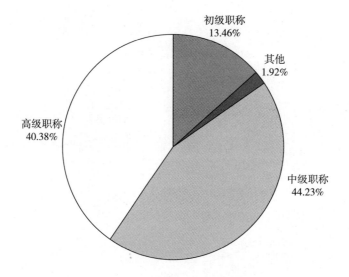

图 3　北京"治未病"从业人员职称分布

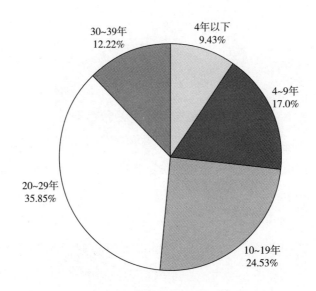

图 4　北京"治未病"从业人员从医年限

从事治未病工作。从以上数据来看，北京从事中医"治未病"专业
队伍仍然存在着这种情况，很多从业人员在学历、职称、从医经历

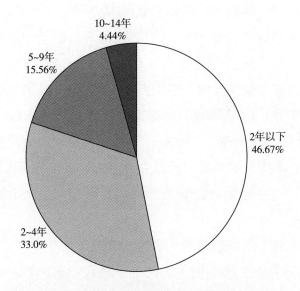

图5　北京"治未病"从业人员从事
"治未病"工作年限

等学术背景上还不是很强。当然，学历和职称并不代表他们的真实水平，下面我们再接着看与其学术有关的调查情况。

2. 对"治未病"从业人员医学成果的分析

北京中医"治未病"从业人员中，有5人获得国家级、部省级和院校级科研成果，有10人编著过图书、发表过论文，目前尚无人取得过中医"治未病"的科研成果。这些数据表明，北京中医"治未病"从业人员中仅有5人（占10%）取得过科研成果，但并非治未病方面的成果。而占90%的"治未病"从业人员在科研方面还缺乏历练。从学术研究的层面上来看，这是一种很严峻的现实。如何让中医"治未病"从业人员尽力体现和达到"上工"的水平，这是中医"治未病"工作必须重视的。

3. "治未病"从业人员的上岗培训

调查数据显示，大多数从业人员在从事"治未病"工作前没有

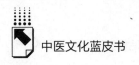

接受过专业培训。目前各中医医疗机构从事"治未病"工作的从业人员即使未达到古代所要求的"上工"水平，但至少在上岗前应通过高水平的"治未病"专业知识、专业技能的培训或集训。否则很难胜任其职，充其量只能做一些相当于普通的保健工作和针灸推拿方面的治疗性工作。但问题的关键是，我们现在到底有没有能够培训"上工"的上工级老师呢？"治未病"从业人员的教育培训，不仅关系治未病能否取得好的效果，而且关系治未病机构能否可持续地生存和发展下去。这些问题值得有关部门认真研究，并制定新的"治未病"发展规划。

4. "治未病"工作之前曾从事的临床工作

54 名受访者中有 60% 的大夫之前从事过中医内科。其次是针灸科，占 5.6%；推拿科、体检中心、西医各占 3.7%，儿科、行政管理、中药房和超声分别占 1.8%。其中，体检中心、西医、行政管理、超声科室的医生更应该加强"治未病"知识的学习。

调查显示，34 位医生并未填写此表，可见其对自己擅长的病种并不明确，考虑与其从医年限短有一定关系。此外，也透露出治未病科室在组建时对医生的挑选不够严格，这是否代表"治未病"从业人员的医疗水平并不如想象得那么高呢？与"上工"是否还有一定的差距呢？中医治未病是否应该首推按摩、推拿、理疗等非药物疗法？《中医医院"治未病"科建设与管理指南（修订版）》规定，不得将针灸科、推拿科、康复科、理疗科等纳入治未病科范畴，而且很多中医师也不愿加入"治未病"科室，就造成"治未病"从业人员严重不足。从以上情况看，北京"治未病"从业人员临床背景虽然较为复杂，但有 60% 以上来源于中医临床大科，相对其他地方情况稍好。

5. "治未病"从业人员最擅长的病种

在本次调查的 54 份问卷中，仅有 20 人填写此项表格。从所填写的内容来排列，"治未病"从业人员最擅长的病种是呼吸系统，包括

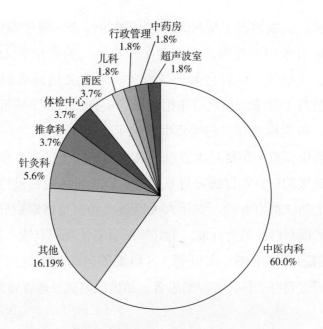

行政管理 1.8% 中药房 1.8%
儿科 1.8% 超声波室 1.8%
西医 3.7%
体检中心 3.7%
推拿科 3.7%
针灸科 5.6%
其他 16.19%
中医内科 60.0%

图6 北京"治未病"从业人员以往工作统计

咳嗽、气管炎等，有6位医生填写；其次是脾胃病和脑血管疾病，均有5位医生填写；再次是妇科病，包括月经不调等，4位医生填写；其他是糖尿病、失眠、便秘、颈椎等病。

6."治未病"日常门诊量

目前，很多人处于亚健康状态，也就是说"治未病"的适应人群很多，但"治未病"的日门诊量并不多。一方面是中医治未病科普宣传还不够，人们在身体出现不适症状、但西医检查指标正常时，不会考虑找中医进行调理；另一方面也反映了很多人仍然认为只有出现了症状后才算有病，然后才去找医生治疗。一般对未病先防都认识不深，因而"治未病"的门诊量增长缓慢。

7. 对"治未病"从业人员特殊技能的分析

历史记载，扁鹊竟能隔墙观人，看一看病人气色，听一听病人声音，就能诊病治病。《史记》载，一次扁鹊在陕西虢国行医，听说虢

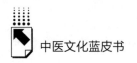

太子突然死亡。扁鹊问了情况，对太子进行诊查，通过摸他的脉搏，观察到他还有微弱的呼吸，判断太子没有死。扁鹊给虢太子针刺百会、合谷、人中等穴位后，太子竟醒了。之后又用汤药调养一段时间，太子恢复了健康。扁鹊善于用切脉、望色、听声、问病情四诊来诊察病人，被人称赞有"起死回生"之术。

受访者中仅有7位练过太极拳，其中五年以上的有2位；有5位受访者练过气功；有6位练习过八段锦；有2位练过易筋经；其中练过两种以上功法的有6位。如果大夫练过气功，身体素质好，给患者切脉时，可以自己脉象为标准，更好判断患者情况；其次，练过气功，对于切脉的感觉更准确。太极拳、八段锦等运动对年龄的要求不高，大夫可以通过自身的体会传授给患者，帮助他们更好地管理身体。

三　提高治未病工作水平的几点建议

1. "治未病"需顶层设计

医学的目的已不是疾病的医学，而是健康的医学。中医"治未病"可以完成从疾病医学到健康医学的转变。

"治未病"服务缺乏系统和科学的管理机制、技术标准和效果评价方法，缺乏高层次人才培养，专职医师职称晋升、考核问题都不明确。所以，在2014年年底的珠江论坛上，专家们呼吁，尽快建立"治未病"工作与医疗、基本公共卫生、社区卫生服务之间的工作机制，加强治未病理论研究和基础标准研制，做好顶层设计。

2. 制定"治未病"医学标准

国家中医药管理局委托相关技术部门和专家制定常见疾病高危人群的干预方案，包括《亚健康中医临床指南》、《中医体质分类与判定》和《中医保健技术操作规范》等，并正在不断完善各类标准规范，为开展和监督"治未病"工作提供了技术支持。但目前治未病尚未形成系统、标准、高效的现代理论与技术体系，亟须制定治未病的"未病"分类和诊断标准，形成统一的《中医"治未病"标准和诊疗指南》。

3. 治未病机构从业人员结构的优化及准入条件

中医"治未病"专业队伍可分为两部分。第一部分是优秀中医师参与其中，主要从事治未病诊疗、体质辨识、开具膏方和制定干预方案的工作；第二部分是中医"治未病"专业技工，属于职业技能型人才。应当制定中医"治未病"准入制度，对于已经建立治未病机构的中医院，应积极配备具有较高诊疗水平的上工级别或准上工级别的中医师；而治未病机构从业人员的能力水平应该有统一标准、统一的专业培训和考核。

4. 中医"治未病"的法律以及医学伦理学问题

人类对很多疾病认识有限，许多医学问题只能靠经验，尤其是中医，没有精准的数据来证明，加之目前缺乏中医治未病的法律法规，开展"治未病"工作在涉及医疗事故、医患纠纷时，必然面临法律上的诸多问题。因此，必须制定法律及医学伦理学等方面的相应对策。

5. 让老百姓认知"治未病"

国家启动中医"治未病"健康工程，即"未病先防"、"既病防变"和"瘥后防复"，其实质就是"预防为主"。对老百姓进行健康教育，要通过有计划、有组织的社会教育活动，使他们自觉地接受有益于健康的行为和生活方式，预防疾病、促进健康和提高生活质量。但在宣传中医"治未病"时，必须尽量提供可信度高的科普知识、临床证据和调控方法。

6. 开展"治未病"的现代研究

中医提出"治未病"虽然已有上千年的历史，但历久弥新，至今仍不失为一种先进的医学思想和医学观念。然而，这个概念本身却

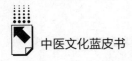

存在着认知上的模糊性和调控技术等方面的缺陷。当今已进入大数据时代，中医"治未病"必须充分利用这个发展契机，将大数据用于对健康人群和潜在的未病者相关信息的收集、管理、分析，病情变化的长期信息跟踪和预测，以期弥补其缺乏数据的历史局限和学术尴尬，积极寻找到更具说服力和数据化的客观依据。同时，还必须利用现代科技手段，用于应对未病状态的调控，彻底改变已延续上千年的简单调治方式。为此，建议以政府为主导，在全国治未病科室建立统一的中医"治未病"大数据采集、数据库和智能分析系统，以及相应的临床确诊、调控方式和手段等标准，促使中医"治未病"在学术上有质的飞跃。

B.4
我国民营中医院发展的
现状与调查*

郑东海　陈珞珈　熊 江**

摘　要： 作者对全国民营中医医疗机构进行了调研，总结出民营中医医疗机构发展的特色、运营模式及亟待解决的问题。民营中医医疗机构具有投资少、起步快、专科多、技术适宜等优势，但是现在正面临公立中医院和西医民营医院的激烈竞争，迫切需要有关部门给予更大的政策扶持。

关键词： 民营中医院　医疗市场　医疗投资

近年来，我国民营中医院发展迅速，已经成为医疗卫生事业一支充满活力的生力军，在健康服务中发挥了重要作用。在国家相关政策的扶持和激励下，各地政府和卫生医疗机构抓住机遇，遵循市场机制创新民营中医院发展的思路和模式，突破制约其发展的瓶颈，促进民营中医院健康可持续发展。

---

* 本文所引用数据均出自《2012年全国中医药统计摘编》及《2013年全国中医药统计摘编》。

** 郑东海，博士，北京伟达中医肿瘤医院副院长，研究方向：中医肿瘤防治、中医院管理；陈珞珈，硕士研究生导师，中国中医科学院中医药发展研究中心常务副主任，研究方向：中医院管理；熊江，北京伟达中医肿瘤医院副院长，研究方向：中医院管理。

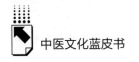

一 与民营中医院相关的背景数据

1. 民营医疗机构

2012 年底，我国有医院 23170 所，公立医院 13384 所，民营医院 9786 所，民营医院占全国医院总数 42.24%。民营医院床位数、卫生技术人员数、执业医师数、服务量所占比重均仅在 10% 左右。民营医院发展迅速，但在近万家民营医院中，三级医院只占 1.57%，二级医院占 8%，一级医院占 90% 以上。

表 1 我国民营医院机构数量及其占比情况

年份	医院合计（所）	公立医院（所）	民营医院（所）	民营医院占比（%）	民营医院年增长率（%）
2004	18393	15726	2667	14.5	30.9
2005	18703	15483	3220	17.2	20.7
2006	19246	15141	4105	21.3	27.5
2007	19852	14900	4952	24.9	20.6
2008	19712	14309	5403	27.4	9.1
2009	20291	14051	6240	30.8	15.5
2010	20918	13850	7068	33.8	13.3
2011	21979	13539	8440	38.4	19.41
2012	23170	13384	9786	42.24	15.95

2. 中医医疗机构

根据《2013 年我国卫生和计划生育事业发展统计公报》及《2013 年全国中医药统计摘编》最新数据，2013 年末，全国中医类医疗卫生机构总数达 41966 所，其中：中医类医院 3590 所，中医类门诊部、诊所 38328 所，中医类研究机构 48 所。全国有中医病床 79.4 万张，2013 年万人口中医床位数为 5.05 张。近年来，中医病床数占全国医疗机构总病床数的比例逐年上升，表明中医床位资源增长快于西医床位资源的增长。

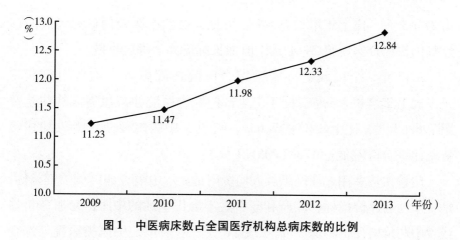

图1 中医病床数占全国医疗机构总病床数的比例

从近三年提供中医药服务的基层医疗机构占同类机构比例的增长情况看，增长最明显的是社区卫生服务站，而且主要是2013年增加的，这与中医卫生主管部门的重视和要求有关，也与社区卫生服务站自身得到加强有关；社区卫生服务中心也有较明显的增长。增长最缓慢的是村卫生室，每年仅以1个百分点的速度递增，与国家中医药管理局要求的比例相差近一半。

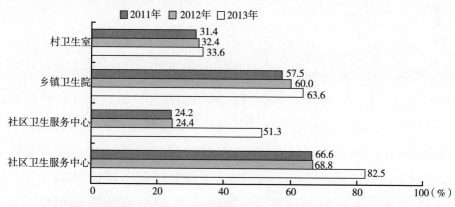

图2 能够提供中医药服务的基层医疗机构占同类机构的比例情况

2013年，全国政府办中医综合医院门诊患者次均诊疗费用182.1元，比上年增长9.6%。同年卫生部门综合医院门诊患者次均诊疗费

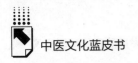

用211.5元，比上年增长6.6%。可见，虽然中医院门诊患者次均诊疗费仍比综合医院低29.4元，但增长幅度高于综合医院。

2013年，全国政府办中医综合医院住院患者人均费用5917.2元，比上年增长7.9%。同年卫生部门综合医院住院患者人均住院费用7968.3元，比上年增长7.6%。可见，中医院住院患者人均住院费用比综合医院低近1/3（2051.1元）。

门诊次均费用、住院患者人均费用是显示中医"廉"的关键指标，是一个社会评价指标，政府和老百姓不会用单纯的中医医疗服务价格或者中药价格评价中医"廉"或不"廉"。所以，中医类医院与综合医院的门诊次均费用的差距逐渐缩小，提示中医价格低廉的优势在减弱。我们应对"症"下药，研究分析中医院的价格构成，中医医疗服务价格和中药价格在医院整体医疗价格中的份额；另外，应研究中医医疗服务价格如何科学制定，使之既能体现中医医务人员的技术劳务价值，不致亏损，又能真正控制费用，合理体现中医价格低廉、让患者受益。

二　民营中医医疗机构的资源与产出

2009～2013年，我国社会办中医医疗机构（中医院、中医门诊部、中医诊所等）蓬勃发展，机构从2009年的31001个增长为2013年的38215个，年均增长5.37%。其中山东、安徽、浙江、贵州和青海省社会办中医医疗机构的增长速度较快，四年年均增长速度分别为21.69%、15.88%、13.57%、11.85%和10.21%。社会办中医医疗机构中的人员不断增加，从2009年的10.53万人增长为2013年的14.15万人，年均增长速度为7.67%。床位的增长速度很快，从2009年的3.12万张增长为2013年的5.63万张，年均增长速度达到15.88%。社会办中医医疗机构的诊疗量不断提高，从2009年的1.01亿人次增长为2013年的1.42亿人次，年均增长速度达到

14.17%。出院人数不断增加,从 2009 年的 64.36 万人增长为 2013 年的 114.59 万人,年均增长速度达到 26.16%。门诊和出院病人数都高于公立中医医院的增长速度。2013 年,全国中医诊所 3.62 万个,占社会办中医医疗机构的 94.68%;中医诊所的人员达 7.12 万人,占社会办中医医疗机构人员总数的 50.34%;其提供的诊疗总量达 1.08 亿人次,占社会办中医医疗机构诊疗总量的 75.62%。这些诊所平均不到两人,却提供了我国社会办中医医疗机构中四分之三的诊疗服务。2009 年医改以来,中医诊所的机构数、人员数、诊疗量均保持平稳增长,其年平均增长速度分别为 5.01%、4.00%、7.57%。产出的门诊量高于人员的增长。我国民营中医医院呈较快发展的趋势,机构数从 2009 年的 562 个发展到 2013 年的 938 个,目前三级医院已有 7 家。人员数、床位数分别保持年均 11.53% 和 15.84% 的增长速度,诊疗服务量年均增长 11.67%,出院病人数年均增长 15.39%。这些数据,均高于我国医院的平均增长速度。

表2　全国不同级别民营中医医院机构数情况

单位:所

项目	2009 年	2010 年	2011 年	2012 年	2013 年
合计	562	613	697	790	938
三级	1	1	3	4	7
二级	53	61	74	79	83
一级	508	551	620	707	848

表3　全国不同级别民营中医医院人员数情况

单位:人

项目	2009 年	2010 年	2011 年	2012 年	2013 年
合计	36189	36532	40962	47629	55999
三级	883	915	2125	2538	3436
二级	11594	14055	16563	21432	28567
一级	23712	21562	22274	23659	23996

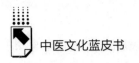

表4　全国不同级别民营中医医院实际开放床位数情况

单位：张

实际开放床位数	2009 年	2010 年	2011 年	2012 年	2013 年
合计	30870	31476	37864	46104	55581
三级	1336	1336	2120	1725	3928
二级	9963	9898	12540	12714	16076
一级	19571	20242	23204	29665	35577

表5　全国不同级别民营中医医院诊疗量情况

单位：人次

诊疗人次数	2009 年	2010 年	2011 年	2012 年	2013 年
合计	15218073	13813930	16675889	20190714	23661051
三级	73020	751680	2045660	2265450	4509650
二级	4556817	3467131	4709948	5838839	5738896
一级	9931236	9595119	9920281	12086425	13412505

表6　民营中医医院出院病人情况

单位：

出院病人数	2009 年	2010 年	2011 年	2012 年	2013 年
合计	630702	619403	756588	961087	1118132
三级	55353	53253	145670	128562	180684
二级	257105	264317	281485	354768	356961
一级	318244	301833	329433	477757	580487

三　民营中医医疗机构的六种办院模式

1. 纯民营模式

社会资本投资，自成一体，自办自营，可分别建成一、二、三级医院。

2. 民办公营模式

所有权与经营权分离，民间或社会资本投资后，交给公立的三级医院托管。

3. 民营托管模式

民营资本进入公立医院，占有一定的股份。或不占股份，民营资本带资托管公立医院。但医院的所有制和非营利性质不变，职工的国有身份不变。

4. 组合式服务模式

民办中医医疗机构与公立三级医院相结合，类似于国外的院后服务或连续性服务模式。如部分"康复医院"、"临终关怀中心"等。

5. 政府购买模式

政府购买民营医院的公共卫生服务。

6. 专科医院模式

民营中医院在整个民营医院中占有80%以上的比例。

民营中医院以产权归己、机制灵活、定位准确、特色专科、人性化服务，注重成本核算和经济社会效益为特点。当前已经出现一批社会认可、知名度高的品牌民营中医院，例如北京伟达医院、广东祈福医院、河北以岭医院等。

四 民营中医院特点与优势

（一）产权制度与体制优势

河北许多民营中医医院曾经欣欣向荣、车水马龙，而一些国有医院却冷冷清清、门可罗雀。2003年，该省公立中医院人均业务收入不足3万的占三分之一，不少中医院发工资都很困难；全省有3个国家投资四五百万元的重大攻关课题，公立中医院没有一个中标；公立

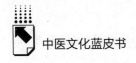

中医院人才流失严重，仅省中医院就有数十位骨干辞职。与此同时，民营中医院却迅速崛起，欲与公立中医院一决高下。

（二）服务优势

据世界卫生组织、联合国开发计划署和中国政府联合发布的《中国民营医疗服务作用和范围研究》报告：城市居民中有69.9%的人选择去公立医院；而农村52.8%的居民就诊选择民营诊所。研究人员对两类机构21项服务的满意度进行调查，结果发现，居民对民营诊所总体评价比较高（只有环境舒适、技术水平和病人选医生的可能性三方面，公立诊所高于民营诊所）。

（三）经营管理与成本控制优势

民营中医院摒弃了公立医院那种严重超编、人浮于事、效率低下的体制，在公立医院无法解决的人事与分配制度改革上创建了自己的体制与模式。人员全部采取聘用制，打破了"铁饭碗"和"终身制"。按绩效或工作量发薪酬，甩掉了"大锅饭养懒汉"、"国家工资"的旧体制。这样，其成本低、效率高，同等条件下竞争力强。据2009年全国中医基本现状调查，人均职工年业务收入，公立中医医院为12万元，非公立中医医院为30万元，后者比公立中医医院人少得多，工作效率和经济效益要高。

五 民营中医院面临的生存问题

（一）政策方面

1. 医院属性问题

在我国的医院分类与称谓中，一般将公立医院定为非营利性医院，将民营医院多数定为营利性医院。这种划分不符合国际惯例和中国国情，是一种按投资主体划"成分"的政策歧视，多数国家都是按所有制和产权形式定位的，分为公立医院和私立医院。实际上，我国公立医院仍然追求赢利，而民营中医院不一定都能赢利。

2. 市场经济应当是一个公平竞争的医疗市场

除少数省市外，目前居民的医疗保险一般由公立医院承担，多数民营中医院被排除在外，社区医疗服务和新农合基本上与民营医院无缘，有失公平。

3. 民营中医院人才引进困难与流失大

民营中医院在医院等级评审、卫生技术人员职称晋升、银行贷款、征用土地等方面还存在着较多限制或问题。

4. 实行的税收政策不利

民营医院税收政策是参照服务性企业执行的，无法律依据，不符合法律程序，"比照服务性企业征税"，缺乏"比照"的合理依据，现行的税费总负担超过了营利性医院的实际承担能力，税种设置未能体现医疗单位的特点和实际情况。我国著名卫生经济专家杜乐勋认为，民营医院本来就不应该交税。

（二）税负方面

北京市对营利性医院规定，要交医疗业务流水收入5.5%的营业税，要交利润25%的企业所得税（最低不低于业务流水收入的1.25%）。广州市要交医疗业务流水收入5.7%的营业税。

交税过高制约了民营中医院的发展。北京某民营中医院负责人说，根据卫生部门规定，营利性医院在分类管理登记后的前三年是免税的，地方税务部门却说从分类登记之日起就要交税。还有的地方要医院从成立之日起交税。一个医院建成并形成规模和具有一定技术水

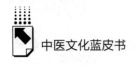

平需要五至八年，不少医院取得执业资格三年时，医院正在筹建、起步和创业阶段，沉重的税收会使它们难以发展，或前功尽弃关门倒闭。

（三）管理方面

1. 医疗技术水平有待提高

除了一些规模大、技术高端的医院如北京"三博脑科医院"、武汉"亚洲心脏血管病医院"、河北"以岭医院"等外，总体来说，多数民营医院的医疗技术水平与公立医院比较还有一定距离，民营医院与公立医院并驾齐驱还有很长的路要走。

2. 规范管理存在不少问题

（1）超范围行医或在执业许可证上打擦边球。有的医院超执业范围搞美容、整形、治性病等，牟取不当利益。有的执业许可证批准的是内科，医院则开了一大批二级科室，如糖尿病专科、肝病专科、胃肠病专科、肾病专科等，其实并无符合资质的专科医生，打擦边球。

（2）招聘的员工不签劳动合同。有的医院为了减少成本，在聘用人员时常用一老一小，即医生聘老的退休的，不用支付社会保险费用；护士则聘外地年轻的，以试用期为名，不与其签订劳动合同，不负责交医保社保费用。

（3）有的门诊病历不写或不认真写，住院病历不规范，三级医师查房质量不能保证。对医疗安全不重视、舍不得投入。特别是在传染病登记和上报、肠道门诊病人采样送检、慢性咳嗽病人结核菌痰检等疾控和院感方面意识薄弱。

（四）信誉方面

少数民营医院做虚假广告招揽病人，严重失实，弄得一些人不敢相信民营医院。个别医院开大处方，滥做检查，牟取钱财。媒体经常曝光民营医院此类事情，民营医院的形象和信誉严重受损。

六　发展民营中医院的建议

1. 国务院的"两个文件"①非常切合民营中医院的实际

但目前大部分地区大部分政策没有落实。建议各级政府和行业主管部门要重视并关注民营中医医疗机构，尽快落实有关政策。问题在下面，根子在上面，建议国务院督查文件政策落实情况，倒逼地方政府为民营中医院的发展亮一路绿灯。

2. 民营中医医疗机构已经成为民营医院家族里的"稀客"

本来民营中医医疗机构既有优势又有特色，具有投资少、起步快、专科多、技术适宜等优势，但是现在西医民营医院抓住政策与医改机遇迅猛发展，抢占市场。以前民营中医院在公立医院的医疗资源与市场份额上处于从属地位，而现在又在民营医院的资源与市场方面处于弱势，如此发展下去，在战略环境上对中医药十分不利。因此要调整政策，尽快放开并发展民营中医医疗机构。

3. 民营中医院要强化法制观念，依法执业，守法自律

在执业科目、人员资质、质量控制、诊疗规范、客观宣传、规范收费等方面要下功夫，恢复在患者心目中的信誉，在医疗市场竞争中破冰前行。

4. 人才瓶颈是制约当前民营中医院发展的重要因素，人才问题是民营中医院发展的关键

一是由于社会地位、发展机会、户籍、执业、晋升、社会保险等

---

① 《国务院办公厅转发发展改革委卫生部等部门关于进一步鼓励和引导社会资本举办医疗机构意见的通知》(国办发〔2010〕58号,2010年11月26日)及《国务院关于促进健康服务业发展的若干意见》(国发〔2013〕40号,2013年9月28日)。

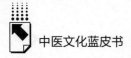

因素限制，民营医院引进人才成本高昂；二是公立医院医生的隐性收入已远超民营中医院的年薪制。民营医院招人难，留人更难。民营中医院要从人力规划、招聘与使用、绩效管理、薪酬激励、社会保险等方面全面筹划。民营中医院的发展，需要时间的沉淀、技术的沉淀、文化的沉淀，才能换来人才的沉淀。施其金、关其心、动其情，是留住人才的"三驾马车"。

5. 民营医院要差异化发展

以往民营中医院与公立中医院竞争，现在民营医院本身之间的竞争也非常激烈。民营中医院要走差异化发展道路，即你不行的我行，你做的我不做，发展特色专科、高端医疗服务、康复、护理、老年看护等中间性医疗服务，赢在定位与谋略。

创意产业篇

Chapter of the Creative Industry

B.5
北京中医药学术和科普图书的
创作与营销分析

张立军　包艳燕　胡广芹*

摘　要：　本文主要依托开卷数据对北京中医药图书的出版和发行现状进行了调查和分析，并选取有影响的代表性图书在策划、作者选择、创作思路、营销等方面进行了分析。

关键词：　北京　中医药文化　科普图书

---

* 张立军，副教授、副编审，中国中医药出版社全媒体事业部副主任，研究方向：中医药图书编辑与出版、中医内科学；包艳燕，编审，中国中医药出版社文化科普编辑部副主任，研究方向：中医药科普图书策划编辑与出版、针灸学；胡广芹，教授，主任医师，北京工业大学医院，国家中医药管理局中医药文化科普巡讲团专家，研究方向：中医药科普传播、健康管理及中医全科医疗。

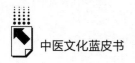
北京，作为中国政治、经济和文化的发展中心，同样也是全国图书出版行业的发展中心和风向标。作为中国四大国粹之一，中医药是我国传统文化的重要组成部分，是中国古代科学的瑰宝，也是打开中华文明宝库的钥匙。本文主要依托开卷数据对2004~2013年连续十年与中医药相关的图书出版和发行数据进行了调查和分析。

一　北京在中国图书和医学图书零售市场出版和发行的地位分析

图书是最好的知识和文化的传承与传播载体，因此，通过对中医药学术和文化科普图书出版和营销的调查与分析，能够反映中医药文化传承和传播的发展情况。

根据北京开卷信息技术有限公司（国内唯一的第三方书业信息服务与咨询机构，以下简称开卷）2013年度图书零售市场报告，图书零售市场领先的前10名出版社中，北京地区的出版社依然占有绝对优势，一共占据了6个席位，前10名出版社的监控码洋总计占整个图书零售监控市场16.63%的份额，而北京地区这6家出版社的市场份额总计达到10.47%，占据了前10名出版社监控总量的63%（见表1）。

根据开卷2013年度图书零售市场报告，医学图书零售市场领先的前10名出版社中，北京地区的出版社占据绝对优势，一共占据了9个席位，前10名出版社的监控码洋总计占整个医学类监控市场75.45%的份额，而北京地区这9家出版社的市场份额总计达到73.43%，占据了前10名出版社监控总量的97.32%（见表2）。

表1 2013年总体图书零售市场领先的前10名出版社

本期排名	出版社所在地	出版单位	实体店		
			码洋占有率(%)	动销品种数	新书品种数
1	北京	商务印书馆有限公司	2.65	6561	761
2	陕西	陕西人民教育出版社	1.93	4488	514
3	北京	人民出版社	1.78	9673	2051
4	北京	机械工业出版社	1.72	25714	4090
5	浙江	浙江少年儿童出版社有限公司	1.59	4393	608
6	北京	化学工业出版社	1.52	19468	2973
7	北京	外语教学与研究出版社	1.50	10160	1000
8	湖北	长江文艺出版社有限公司	1.33	3395	721
9	吉林	吉林出版集团有限责任公司	1.31	15253	2064
10	北京	电子工业出版社	1.30	16380	2768

表2 2013年医学图书零售市场领先的前10名出版社

本期排名	出版社所在地	出版单位	实体店		
			码洋占有率	动销品种数	新书品种数
1	北京	人民卫生出版社	34.87%	8747	1215
2	北京	人民军医出版社	12.37%	4269	651
3	北京	中国医药科技出版社	9.14%	2013	460
4	北京	中国中医药出版社	5.68%	2426	360
5	北京	化学工业出版社	2.98%	1049	147
6	北京	北京科学技术出版社	2.76%	596	75
7	湖南	湖南科学技术出版社	2.02%	521	74
8	北京	科学出版社	1.98%	2207	373
9	北京	北京大学医学出版社	1.90%	1369	176
10	北京	中国协和医科大学出版社	1.75%	586	84

由以上这两份数据看出，无论是在整体图书零售市场，还是在医学图书零售市场，北京地区的出版社都占据着绝对优势，随着越来越

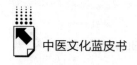

多非北京地区的出版社和出版集团在北京设立分社或分中心，北京地区出版社与非北京地区出版社的界限趋于模糊化。因此，对北京中医药学术和文化科普图书创作出版与营销的调查及分析，能够反映全国中医药文化传承和传播的发展情况。同样，我们也可以通过全国的中医药学术和文化科普图书创作出版和营销的调查和分析，推测出北京中医药文化传承和传播的发展情况。

二 报告数据来源、背景及数据选取标准

本份分报告未单独筛选北京地区出版社进行相关数据和信息的统计与分析，而是依托开卷公司的图书监控数据进行了全国图书市场整体统计与分析。

在开卷的图书分类中，中医类图书分布或包含了两个类别，一个是医学类下的中医类图书（含中医文化、中医基础、中医古籍、中医临床），另一个是生活类下的大众健康类图书（含中医保健、孕产育儿、健康养生、食疗，但这几个小分类之间有交叉，很难截然区分），因此，我们就以医学类下的中医类图书和生活类下大众健康类图书这两个数据作为调取数据的范围和根据。通过对年度有效新书品种数、图书监控销量进行了数据的统计与分析。

三 2004~2013年十年间中医药学术和科普图书大数据分析

由于这是首次通过系统的数据统计与分析中医药学术和文化科普图书的出版和发行情况，因此我们的数据不是单独一个年度，而是分析了开卷公司监测到的2004~2013年连续十年与中医药相关的图书出版和发行数据。

通过2004～2013年中医有效新书品种数和大众健康有效新书品种数比较表（表3）和2004～2013年中医有效新书和大众健康有效新书品种数比较图（图1）可以看出，十年间可以比较明显地分割为两个阶段。

表3　2004～2013年中医有效新书品种数和大众健康
有效新书品种数比较

年度	中医有效新书品种数	大众健康有效新书品种数
2004 年	575	2192
2005 年	678	2245
2006 年	752	2166
2007 年	994	2512
2008 年	1135	2454
2009 年	1066	3004
2010 年	1125	3159
2011 年	1246	2637
2012 年	1213	2476
2013 年	1174	2304

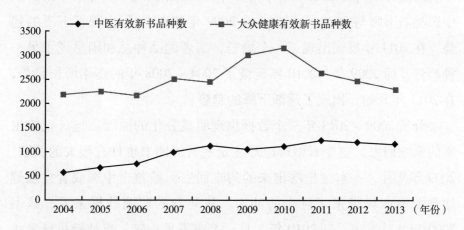

图1　2004～2013年中医有效新书和大众健康有效新书品种数比较

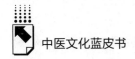

第一个阶段，2004～2008 年，中医类有效新书和大众健康类有效新书的品种数都呈现了增长趋势，尤其是与 2006 年相比，中医类稳步增长，而大众健康有效新书的品种数则在 2007 年出现了跨越式增长，2008 年，大众健康类新书品种与 2006 年相比仍有跨越式增长，与 2007 年相比则有所下降，中医类图书和大众健康品种总和则在 2008 年继续保持了增长趋势。

造成第一阶段趋势变化，很重要的原因是 2007 年初中国中医药出版社《求医不如求己》的横空出世，这本书创造了大众健康类图书的神话，并直接带动了大众健康和中医类图书市场的明显增长。该书蝉联 2007 年和 2008 年大众健康图书的畅销榜第一名，2007 年开卷监控超过 10 万册（103890 册，实际销售超过 50 万册），2008 年开卷监控 24.7 万册（247166 册，实际约 130 万册），并连续 4 年居大众健康畅销书前 10 名，创造大众健康类畅销书的神话。

第二个阶段，2009～2013 年，三个数据则出现了明显的分化，与 2008 年相比，大众健康类新书在 2009 年呈现了明显的增长，2010 年新书品种维持在 2009 年的高点，在 2011 年出现了明显的下滑；但中医类新书则与 2008 年相比，在 2009 年和 2010 年出现了下滑的趋势，在 2011 年反而出现了一个增长；二者的品种总和则呈现了另一种趋势，即 2009 年、2010 年延续了 2004～2008 年的逐年增长趋势，在 2011 年开始，出现了逐渐下降的趋势。

分析 2009～2013 年三个数据出现明显分化的原因，与《把吃出来的病吃回去》这个看似辉煌却注定短暂的图书事件有很大的关联。2009 年 9 月，一本《把吃出来的病吃回去》给整个中医或者大众健康类图书市场带来了巨大的冲击。从开卷的监测数据来看，该书 2009 年 9 月上市，到 2010 年 5 月，上市不足一年，累计销量已经接近 50 万册。图书的畅销一方面源于作者张悟本对自身专业的包装，他宣称自己是中医世家，祖辈行医，父亲曾是国家领导人的私人医生，他自身既有家学渊源，又有著名医学学府的学历；另一方面也和媒体节目的推动有很大关系，湖南卫视《百科全说》让张悟本成为家喻户晓的所谓的养生专家。

2010 年 5 月，北京工商和卫生部门突查"悟本堂"，这位"专家名医"，瞬间从神坛上落地，中医世家、名校学历、营养师职称等均为自己包装造假。《把吃出来的病吃回去》的市场表现也急转直下，直接带来了大众健康类图书新书品种的曲线形成。

其次，2010 年 10 月，新闻出版总署下发《关于加强养生保健类出版物管理的通知》，实施养生保健类出版物出版资质准入制度。相关政府机构介入养生保健类图书的调控，出版养生保健类图书必须有相应的出版资质，否则图书不允许出版。于是许多出版单位被排除在外，这直接造成了很多即便具有保健类图书出版资质的出版单位对该类图书的出版也保持谨慎观望态度。而读者的失望，则造成整个大众健康类图书市场的低迷，不仅直接表现在有效新书品种的下降，更为明显的就是单品种图书的销量下降。种种原因的综合作用，让整个中医尤其是大众健康类图书市场进入了调整阶段。

表 4　2004～2013 年大众健康类图书的品种分布比较

年度	健康养生类占大众健康年度新书比例	食疗类占大众健康年度新书比例	孕产育儿类占大众健康年度新书比例	中医保健类占大众健康年度新书比例
2004 年	0.43	0.24	0.24	0.10
2005 年	0.44	0.25	0.20	0.10
2006 年	0.38	0.26	0.26	0.10
2007 年	0.45	0.20	0.23	0.12
2008 年	0.46	0.19	0.23	0.12

年度	健康养生类占大众健康年度新书比例	食疗类占大众健康年度新书比例	孕产育儿类占大众健康年度新书比例	中医保健类占大众健康年度新书比例
2009 年	0.40	0.19	0.24	0.17
2010 年	0.39	0.16	0.25	0.20
2011 年	0.31	0.16	0.33	0.20
2012 年	0.27	0.19	0.34	0.20
2013 年	0.19	0.30	0.27	0.24

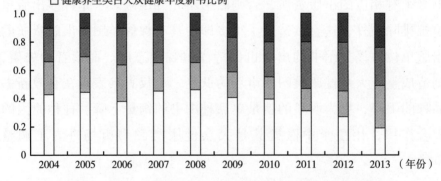

图 2　2004～2013 年大众健康类图书的品种分布比较

由表 4 和图 2 可以看出，2004～2013 年十年间大众健康类图书的下一级分类的品种分布比例悄然发生了变化，尤其是中医保健类图书的份额并未受到表 3 和图 1 中两个阶段大众健康类图书总体品种数增减的影响，而是保持了逐年增长，说明和体现了中医药整体发展形势和随着生活水平的提高，人们对健康的日益关注，对中医类尤其是大众健康类图书中中医保健类图书市场的支持。

由 2004～2013 年大众健康类年度畅销书监控销售册数比较图

（图3）、医学类中医图书年度畅销书监控销售册数比较图（图4）两个年度畅销书销量的比较图可以看出，中医类图书的年度畅销书第一名销量在逐年下降，但年度畅销书前10名的平均销量尽管也呈下降趋势，但相对平稳；而大众健康的年度畅销书第一名销量和平均销量则均呈现了较大的波动，在2008、2009和2010年出现了3个高点，之后在2011年出现下降，但2012年的年度畅销书第一名销量又出现了增长，且高于2004年的年度第一名销量。

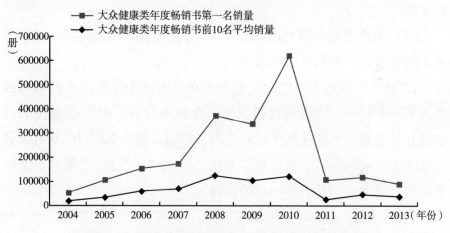

图3　大众健康类年度畅销书监控销售册数比较

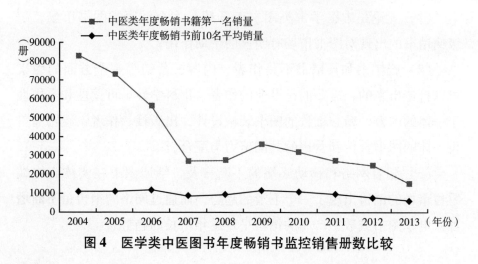

图4　医学类中医图书年度畅销书监控销售册数比较

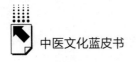

分析原因,可以看出:

(1) 尽管中医类图书的新书品种数与 2004 年相比仍保持了较大的增长,但中医类图书的年度第一名销量和平均销量均呈整体下降趋势,分析原因应有以下几点:一是因开卷监控数据以实体店为主,当当和卓越亚马逊的网络图书数据未在监测之列,而自 2008 年之后网络图书的销售呈现了较为明显的增长趋势;二是电子书的冲击,随着人们阅读习惯的改变,电子书的增长也使纸质图书的销售受到了较大的冲击。

(2) 大众健康类图书在 2012 年年度畅销书中的亮点当属"很老很老的老偏方"系列丛书的出现。

在 2010 年张悟本事件后,整个大众健康和中医类图书的市场都进入了一个低谷,或者说是进入了一个调整阶段,而"很老很老的老偏方"系列丛书则在这个时候进入了市场。截至 2013 年 10 月,开卷监测的该系列图书的销售数据累计达到 32.64 万册。"很老很老的老偏方"成为一个知名度很高的品牌。

综上,通过对 2004~2013 年北京(全国)中医药图书的创作和营销状况的数据分析,可以得出以下结论:

(1) 无论是中医学术类图书市场还是大众健康类图书市场,超级畅销书的出现对图书市场有明显的带动作用;

(2) 畅销书和长销书不是作者、内容、营销等一个方面的因素可以打造出来的,需要的是专业的作者,集科学性、可读性和实用性于一体的内容,精心细致的图书装帧设计,出版社、作者、经销商三位一体的图书宣传和营销的共同努力与配合;

(3) 随着网络和移动终端的不断普及,纸质图书在实体店终端零售市场的销售出现了一个下滑的趋势,而通过网络的销售量不断增加;电子图书或数字产品的销售呈现逐年增长的趋势。

从人物画创作角度展现中医药文化遗产

——以"中国中医药历史代表人物画像"项目为例

李俊峰*

摘　要：　"中国中医药历史代表人物画像"项目是以纪念中国医药发展史历代名医为目的的人物画创作工程，将为70位古代名医创作大型工笔人物画作品，以完整表现中医药发展史的全过程。项目组按照"还原历史、尊重历史、完美展现历史"的原则，经过认真的研究和讨论，按照原始奠基、学术原创、开创流派、历史影响等四个角度，从上千年中国医药发展史中选取70位古代名医，以展现其光辉形象和纪念其伟大事迹。该项目有望成为中国医药史、中国服饰史、中国人物画史、中国工笔画史上一个具有重要文化意义的、弘扬中华文化和中医药文化的精品工程。

关键词：　文化遗产　中医药历史　中医药文化

一　立项背景与文化传承

五千载中华文明历史长河中涌现了无数苍生大医，他们为了解除

---

* 李俊峰，北京博爱堂医馆馆长，研究方向：中医药文化产业和中医药公益事业。

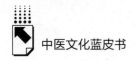

广大群众的疾病困扰，在临床实践中不断探索防治疾病的理论，无论在医疗实践方面还是在中医理论研究方面都取得了辉煌的成就。他们的高超医术和高尚医德受到了人民的敬仰。他们提出的中医理论和学术经验深深影响着中医药继承与创新，是中医药发展史上的代表人物。历代都或多或少地珍藏了名医大家的画像，成为中医药文化传承的代表形象。

从宋元时期开始，当时的各朝最高统治者十分关注对先医的纪念活动。从最初的每年纪念伏羲、神农、黄帝，随后逐渐增加扁鹊、华佗、张仲景、孙思邈等10位古代名医，明清以后由太医院主祭的历代名医又增加到24位。纪念古代名医的布置形式由神位牌，发展到泥塑或木雕，或坐、或立，更加形象生动。官方的法定祭祀每年由太医院院使主祭，皇帝偶有参与祭祀。该制度从京城还推广到全国各地，"尊先医"已成为中医药行业的文化传统。

二　立项的现实意义与历史意义

这一项目旨在抢救中华民族优秀文化遗产、抢救中医药文化遗产，同时这一项目在中医药历史、中医药文化、服饰、美术等方面都属于全新的研究，是弘扬中华文化、推动中华文化复兴的创新之举。

（一）对我国文化遗产的意义

中医药是我国自古以来流传下来的优秀、宝贵遗产，是世界医药百花园中的奇葩，是我国具有自主知识产权的文化瑰宝。

当代中医药人要觉醒、要奋斗、要崛起，自己首先要重视、珍爱中医药文化，绝对不能让国粹在自己手中凋零、枯萎。因此只有先学好用好，才能谈得上使之发扬光大。

（二）对中华文化的意义

中医药和国画的许多方面都体现了中华文化的本质，都是中华文化的精华，将两者结合，绘制"中国中医药历史代表人物画像"项目，以绘画的形式表现中医药发展历程，不但可以将中医药的历史和中医药文化的丰富内涵展现在世人面前，提高大众对中医药的认识，而且可以向大家形象地展现历代名医的风采，有利于弘扬中医药学和中医药文化。

（三）对中医药学和中医药文化的意义

中医药已经拥有了几千年的发展历史，历代都出现了许多优秀的中医药名家，虽然历史上有过许多针对历代名医的画作，但是至今仍没有一套完整的记录中医药发展史代表人物标准像的绘画作品。这不利于研究、纪念、弘扬中医药文化和弘扬中华文化。本项目填补了中国中医药发展史代表人物没有标准像的空白，"中国中医药历史代表人物画像"项目完成后，将完整展现中国中医药发展史。

（四）对中国服饰历史的意义

中国每个朝代都有各具特色的服饰文化，绘制中国中医药发展史代表人物标准像，不但可以把历代名医的形象真实展现在人们面前，而且还可以将历朝历代的服饰作一个较为完整的记录。

（五）对中国美术历史的意义

"中国中医药历史代表人物画像"项目是中国美术史的一次创举。画作绘制完成后，将会成为古代中医药代表人物系统画像的典范和标杆，在中国美术史上将产生巨大影响。

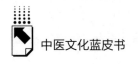

三 项目内容与实施重点

（一）研究制订中国中医药发展史代表人物入选标准

1. 从原始奠基角度入选的标准

中医药学和中医药文化是伴随着中华文明而产生和发展的。许多中华文明的开创者都对中医药学的产生做出了重大贡献，如神农氏、黄帝、伊尹等。他们是中医药学的奠基者，提出了中医药学的基础理论，展示了中医药文化的博大精深。将这些中医药学代表人物选入项目中，将真实展现中医药产生初期的历史风貌，以画像的形式纪念中医药伟大奠基者。

2. 从学术原创角度入选的标准

中医药的发展离不开学术创新，中医药的历史中，许多中医名家深刻研究中医药理论，总结前人理论经验，并结合自身实践经验，提出了许多原创性的理论，发展了多种形式的治疗方法，极大地丰富了中医药治病体系。他们是中医药学发展的动力，应该记录他们的事迹，为其创作标准画像，供后人纪念。例如张仲景、李时珍等。

3. 从开创流派角度入选的标准

中医流派是中医药发展的基础，百家争鸣、流派纷呈，是中医繁荣的特色，各个流派根据不同时期的疾病发生原因，创造了各具特色的治疗理论，并且在流派的发展过程中，培养了大量的中医人才，是传承、发展中医药理论的保障。如金元四大医家、温病学主导者等。

4. 从历史影响角度入选的标准

在中华民族几千年的发展历史中，中医药为保障人民身心健康、维护社会稳定做出了许多贡献。各个历史时期都出现了具有历史影响的人物、事件。应该把这些具有历史影响的人物选入其中。如王叔和等。

（二）中国中医药发展史代表人物标准像的研制原则

1. 以史实揣摩形象

历代中医名家在史书上大多有所记载，有的还对其形象有描述。通过研究医史，可以详细了解各位代表人物的生平事迹，可以较为准确地揣摩出他们的形象，作为创作的依据。

2. 以服装区别时代

中国历史的每个朝代都有各具特色的服装。深入研究各个朝代的服装风格，在标准像的绘制中完全按照当时的服装风格特征给代表人物配以合适的服装，可以明确区分代表人物所处时代。

3. 以饰物增添特色

在绘制标准像时，还要根据每个人物的事迹、性格特征以及所处时代增加一些符合史实的饰物，使人物置身于情境当中，展现人物的性格特征和风格。

4. 以色调渲染氛围

通过使用不同色调渲染人物的时代背景或主要典故、性格特征。突出人物形象，使人物更加真实、丰富。

5. 以古代画像、塑像为参考

通过发掘古代名医画像、塑像等视觉资源，多方面观察、综合古代名医画像、塑像的特点，力求达到符合历史记载的目标。

6. 体现时代、地域特色，体现人物医德、医术、医学贡献

以历史记载和人物传记为依据，严格按照人物所在的时代、地域进行画作的创作，同时画作要体现出人物的医德、医术、医学贡献等方面的细节。

（三）研究制订中国中医药发展史代表人物标准肖像的绘制标准

研究中医药发展史代表人物的史实，采用工笔画细腻、工整地还

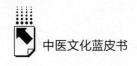

原代表人物的形象。严格按照各代服饰特征绘制人物形象。力求能够符合历史对各代表人物的记载，真实表现他们的形象特征。要达到整体布局合理、人物表现突出、符合历史记载的标准。

（四）中国中医药发展史代表人物标准肖像的创作流程

1. 确定创作概述

画家在绘制前根据人物传记、历史服饰研究报告、人体描述、背景及道具等资料，写出人物创作概述，经专家组审定后，开始创作草稿。

2. 创作草稿

画家根据"审定的创作概述"的要求，绘制草稿。

3. 审定草稿

完成的草稿提交专家组进行"双盲审定筛选"，提出草稿修改意见。

4. 创作样稿

画家根据"创作概述"及专家组提出的修改意见，创作样稿。

5. 审定样稿

通过审定的"创作概述"所创作的样稿，再经过专家组的"双盲审定筛选"，确定各代表人物的形象，或提出样稿修改意见。

6. 创作成品

画家根据专家组意见修改样稿，完善画像内容，创作完成成品。

7. 审定成品

画家根据样稿绘制成品，通过专家组的评审即为成品，或根据专家组提出修改意见，画家做最后的修改，完成最终成品。

（五）研究制订中国中医药发展史代表人物标准肖像的推广计划

（1）标准像绘制分批分阶段完成后，举行新闻发布会，向全国、全世界推广。

（2）举办系列画展，在全国、全世界各地展出《中国中医药发展史代表人物标准肖像》。

（3）"中国中医药历史代表人物画像"项目计划由拟规划筹建的中国中医药博物馆收藏、展出，相关申请材料已提交国家中医药管理局，并已得到国家中医药管理局的许可和支持。

（4）将中国中医药发展史代表人物标准肖像画作印制出版。

（5）推动中国中医药发展史代表人物标准肖像画作及传记故事进入各中小学、中医药院校教科书。

四 衍生产品开发

根据项目进展情况，将陆续开发衍生产品，所得资金将用于项目推进和推广工作。

1. 工笔重彩肖像（高仿）

以标准肖像为原型，通过手工工艺将原画作仿制到宣纸上而成，再配以高档装裱，效果外观可与原作媲美。限量1000套。

2. 石刻肖像

石刻肖像技法秉承传统，又求变创新，流畅的线条勾勒出不同时代特征的名医造型，人物形象栩栩如生。限量1000套。

3. 印章

将标准肖像雕刻在印章上，采用高档印章原料，通过高级技师设计、制作，人物形象生动。限量1000套。

4. 紫砂壶

高端品，选取20位著名名医的标准肖像，出于著名紫砂壶大师之手的手工作品，采用优质原料，不仅讲究造型的完美，而且特别讲究制作过程中的工艺质量。限量100套。低端品，选取20位著名名医的标准肖像，采用优质原料，运用独特工艺，是馈赠亲友的上佳

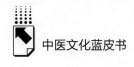

礼品。

5. 钥匙扣

造型千变万化，精致小巧，可供人们每天随身携带，还可作为馈赠小礼品赠送亲朋好友。

6. 麻布挂件

选用纯天然麻布，运用刺绣工艺将历代名家肖像绣在麻布上，挂在家中或办公室中，展现出独特的文化特色，深得国内外用户的欢迎。

7. 塑像

以标准肖像为原型，注重人物面部的精细刻画，使其与绘画一样具有美感和欣赏价值；注重以形传神，表现出具有丰富内涵的意象美。限量 1000 套。

五 实施步骤

（1）2009 年年底，完成了 70 位《中国中医药发展史代表人物历史服饰研究报告》。

（2）2010 年 7 月 5 日，由国家中医药管理局正式批准立项，课题名称为"中国中医药历史代表人物画像"。

（3）2011 年 6 月，完成 70 位《中国中医药发展史代表人物人体描述》。

（4）2012 年 3 月，完成 70 位《中国中医药发展史代表人物人物传记》。

（5）2012 年 10 月，完成 70 位《中国中医药发展史代表人物规范高度》。

（6）2013 年 5 月，完成 70 位《中国中医药发展史代表人物背景及道具》。

（7）2013 年 6 月，完成 70 位《中国中医药发展史代表人物像赞》。

（8）2014 年 4 月，完成 17 幅工笔重彩画像（作品尺寸：高 1.98 米，宽 0.99 米）。

（9）2014 年 4 月，完成 8 幅石刻像（作品尺寸：高 0.48 米，宽 0.24 米）。

（10）2014 年 4 月 9 日，"中国中医药历史代表人物画像"项目第一阶段工作结题会。

（11）2014 年 5 月至 2016 年 12 月：完成中国中医药发展史代表人物（53 位）标准像工笔重彩画像审定小样。

（12）2016 年 1 月至 2017 年 12 月：完成中国中医药发展史代表人物（53 位）标准像工笔重彩画像创作作品。

（13）2016 年 1 月至 2018 年 12 月：完成中国中医药发展史代表人物（62 位）标准像石刻像创作作品。

六　第一阶段工作结题会

2014 年 4 月 9 日，由国家中医药管理局主办的"中国中医药发展史代表人物标准肖像绘制工程第一阶段工作结题会"在北京举行。来自全国中医药界、服饰界、美术界的评审专家钱超尘、李一、王振瑞、赵连赏等对已完成创作的神农、黄帝、扁鹊、张仲景、孙思邈、李时珍等 17 幅工笔重彩名医画像和 8 幅石刻像进行了认真的评审。专家们一致认为这些作品具有以下特点：人物形象及特征、道具、背景均严格参照中国医史文献的记载进行再创作，人物服饰均按照名医所处的朝代、身份进行了还原；人物造型、表现手法全部严格按照创作概述进行创作。同意以上作品通过验收，建议作为中国医药史代表人物的原型定格像、标准画像。

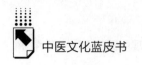

七 与其他同题材项目对比

1. 创作队伍

（1）《中国伟大医药家画像》由宋大仁、李丁陇、戈湘岚、徐子鹤4人合画。

（2）《中华历代名医画像》由现代人物水墨画大师蒋兆和先生绘制。

（3）《中国中医药历史代表人物画像》由来自于国内知名美术院校和单位数十位画家共同创作完成。

2. 选取代表人物数量及朝代

（1）《中国伟大医药家画像》精选上自周代、下迄晚清的代表性人物24位。计有扁鹊、仓公、华佗、张仲景、王叔和、皇甫谧、葛洪、陶弘景、巢元方、孙思邈、王焘、鉴真、钱乙、刘完素、张子和、李东垣、朱丹溪、李时珍、张景岳、王肯堂、吴又可、叶天士、王清任、吴尚先。

（2）《中华历代名医画像》选取历代扁鹊、淳于意、张仲景、孙思邈、陶弘景、王叔和、皇甫谧、雷敩、刘河间、李东垣、朱丹溪11位名医。

（3）《中国中医药历史代表人物画像》精选上自远古时代、下迄民国的代表性人物70人。填补了中国中医药发展史代表人物没有标准像的空白，《中国中医药历史代表人物画像》完成后，将完整展现中国中医药发展史。

3. 作品用途及影响力

（1）《中国伟大医药家画像》用国画工笔画法，加以透视彩色渲染；后附各人小传，注明画像来由，并请历史学家、考古学家、美术家、医家反复研讨，予以审阅参订。

（2）《中华历代名医画像》用人物水墨画法，郭沫若提供明代服饰样品及有关资料。

（3）《中国中医药历史代表人物画像》工笔重彩画法，组织中医药史、中医药文献、历史服饰、文学、艺术、美术等各方面的专家，

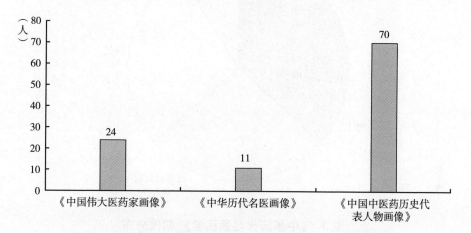

图1 《中国伟大医药家画像》、《中华历代名医画像》、
《中国中医药历史代表人物画像》数量对比

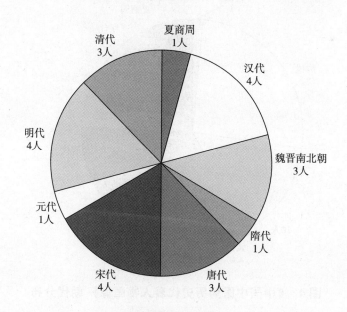

图2 《中国伟大医药家画像》朝代分布

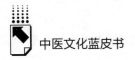

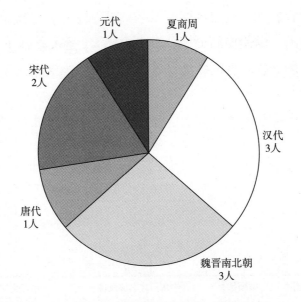

图3 《中华历代名医画像》朝代分布

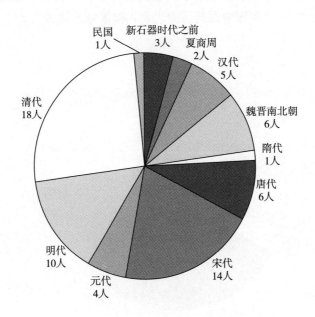

图4 《中国中医药历史代表人物画像》朝代分布

从历史、服饰、人物传记等多方面进行深入研究，并邀请有关专家为创作再提意见，以使作品更符合历史的真实、客观、权威、标准，以得到学术界的公认。该创作项目旨在抢救中华民族优秀文化遗产和中医药文化遗产，同时有望在中国医药历史、中医药文化、服饰、美术等领域开拓出全新的研究方向，为弘扬中华文化和推动中华文化复兴做出贡献。

八　总述

本项目以"还原历史、尊重历史、完美展现历史"为准绳，鼓励画家绘制画法大胆创新和突破，力争使该工程作品成为中国中医药发展史代表人物的原型定格像、标准像。本项目有望成为中国中医药史、中国服饰史、中国肖像画史、中国工笔画史上具有重要意义的弘扬中医药文化、弘扬中华文化的精品工程，对中医药文化的普及、推广将产生巨大的推动作用。我们将继续宣传推广中国中医药发展史代表人物标准肖像，向海内外传播、推广中国中医药发展史代表人物对我国社会发展、人类健康的伟大贡献。通过扩大中医药的影响，使群众更加认同中华民族传统文化。

我们在纪念五千载治病救人中医大家的同时，启迪后人传承、弘扬、发展中医药，以振兴中医药学、中医药文化为契机，复燃中华文化影响世界的熊熊火焰，开创中华文化鼎盛发展的新时期。

B.7
中医药手机游戏创意产业的新进展

——以国内第一个中医手游《药王之王》为例

严群超　梁振杰　叶应阳*

摘　要： 中医药文化是中华文化复兴的先行者，在移动互联网成为时代主流、文化产业快速发展的今天，创新中医药文化传播方式、开拓中医药文化创意产业具有重大意义。本文提出中医药文化与手机游戏相结合，创新中医药文化传播方法，运用手机游戏作为载体，研发出适应时代需求的中医药手游产品，从而构建自身的文化创意产业，并以此向全国乃至全世界传播中医药文化。

关键词： 中医药文化　手机游戏　文化传播

一　创新中医药文化传播方式意义重大

2014 年，4G 在拉动社会消费增长的同时，也开创了移动互联网的新时代。移动互联网诞生了许多交流和学习的新媒体，如博客、播客、QQ、微信、微博、Facebook 等。新媒体具有互动、便捷、即时、原创等特点，比传统媒体更容易被现代人特别是年轻人接受和认可，

---

* 严群超，深圳市侏罗纪科技有限公司董事，研究方向：中医药文化多媒体传播；梁振杰，深圳市侏罗纪科技有限公司总经理，研究方向：中医药文化多媒体传播；叶应阳，广州中医药大学，研究方向：中医药文化。

成为文化创意和文化传播领域的重要传播路径。如今中医院、中医院校、许多中医名家、名中医馆都积极利用微信、微博等平台传播自身的诊治优势和医学观点，民间许多中医药组织也自发地利用新媒体传播中医药文化。另外，我国文化产业的市场规模呈高速发展的状态，2012 年文化产业市场规模达到了 16000 亿元，复合增长率达到了23.96%①，2013 年我国文化产业增加值达到 21000 亿元，同比增长16.21%②。我国作为四大文明古国之一，从文化传承或从经济发展的方面来看，大力推动文化产业的健康发展都是社会发展的必然趋势。

中医药文化作为一种本身具有和谐、包容精神的文化，必须结合当今时代的特点，充分认识到移动互联时代的到来、文化产业发展带来的优势，既要发挥院校教育的作用，又要开创新的中医药文化传播手段，在普通百姓之中传播、传承，建立起群众基础，不断适应新的文化冲击和挑战，才能延续不止。在当今时代，手机游戏已是人们日常生活中密不可缺的休闲娱乐方式，特别在青少年群体中具有十足的影响力，运用手机游戏传播中医药文化无疑是一种很好的方法。

传统的说教式传播已经不是这个资讯发达时代的传播主力，而渗透教育，强调潜移默化、润物无声的方式③，正受到传播界的关注。中医药手游正是这种潜移默化、润物无声地传播中医药文化的最佳体现。前些年，《大长今》、《神医喜来乐》等电视剧以及周杰伦演唱的《本草纲目》，让我们感受到渗透教育传播方式对中医药文化传播起到的积极作用。

---

① 蒋平：《2014 年中国文化产业发展前景浅析》，前瞻网，http：//bg. qianzhan. com/report/detail/300/140716－965dd592. html，2014－07－16/2015－01－12。
② 张媛：《中国文化产业发展现状与趋势分析》，前瞻网，http：//bg. qianzhan. com/report/detail/300/140826－5de03308. html，2014－08－26/2015－01－12。
③ 陈碹、谢涵：《渗透教育的实质初探》，《当代教育论坛：宏观教育研究》2008 年第 5 期，第 49－50 页。

以手机游戏为载体，从寓教于乐的角度出发，将手机游戏与教学有机结合，顺应了移动互联网时代、文化产业的兴起与教学模式改革的需要①。遗憾的是，时至今日，还没有以手游的形式来系统传播中医药文化和中医药相关知识。因此，通过制作系列的中医药手游，一方面能够增强民众对于中医药的了解与喜爱，为培养更多优秀的中医药人才创立良好条件，另一方面可以有层次有系统地传播中医药文化，弥补当今传播方式单一的缺陷，同时，在开发系列游戏的过程中可以逐渐构建中医药自身的文化创意产业。

二 中医药手游是传播中医药文化的有效载体

1. 手游的行业现状

到 2012 年底，我国手机游戏产业发展有了新的飞跃，手机游戏的用户比例高达 80% 以上，市场规模超过 16 亿元人民币。手机游戏行业正朝着健康有序的方向大步前进②。

手机游戏的特点表现在以下几个方面。

（1）庞大的潜在用户群：中国在使用的移动电话已经超过 10 亿部，而且这个数字每天都在增加。手机游戏潜在的市场比其他任何平台，比如 PlayStation 和 GameBoy 都要大。

（2）便携性与移动性、可中断性：手机游戏具有多任务处理功能，允许用户在游戏和工作模式之间顺利切换。

（3）操作简单：手游简单易学，一般伴有简短文字说明。玩家通常能够迅速把握游戏的核心机制，操作和结果通常能凭直觉感知，

---

① 姚洁琼、陈光、熊洋、杨莹骊、翟双庆：《岐黄之途——浅谈中医游戏及对中医人才培养的思考》，《中国中医药现代远程教育》2014 年第 2 期，第 1~3 页。

② 拓颖、沈浩：《浅析手机游戏的发展现状及未来趋势》，《甘肃科技》2013 年第 5 期，第 79~80 页。

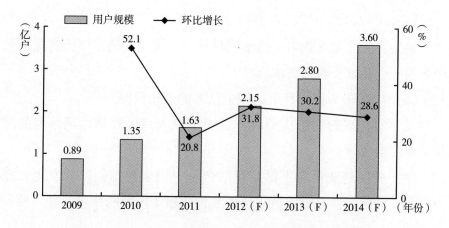

图1　2009～2014年中国手机游戏市场用户规模预测

说明：2012年手机游戏用户规模预计达到2.15亿，环比增长31.8%。预计2014年手机游戏用户规模将达到3.6亿户。

数据来源：2009～2014年中国手机游戏市场用户规模预测，弘博报告网。

符合逻辑。

（4）支持网络、丰富的社会交互：手机作为网络设备，可以方便地实现多人在线游戏，纷繁复杂的多玩家游戏具有丰富社会交互作用，适应现代人的需求。

2. 手机游戏与中医药文化结合的可行性

手机游戏不仅是一种娱乐方式，更是一种文化载体[①]。手机游戏通过修饰、塑形，完全可以成为凝结丰富文化资源的载体，它运用手机网络实现信息传播、多人互动，是当今时代的一大潮流。其所包含的故事情节、信息构建、娱乐因素等都潜移默化地植入游戏者的思想中，好的手游能够将丰富的文化内涵体现得淋漓尽致，例如我国传统的四大名著，被广泛地运用到了手游的制作当中，不光是国内厂商，连国外的游戏制作开发商也趋之若鹜，甚至将此作为支

---

① 《移动娱乐中所蕴含的文化元素——手机游戏不仅是一种娱乐方式，更是一种文化》，《电脑知识与技术－经验技巧》2012年第2期，第118页。

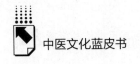

柱项目。

如果将中医药文化与手机游戏相结合，将完全满足今天文化创意产业的专业要求和时代需求。

（1）中医药文化本身就是一个巨大的文化资源。

（2）日益兴起的手机游戏产业正博取大众的眼球，是巨大的潜在文化传播载体。

（3）中医药文化与手机游戏结合是一块未被挖掘的处女地，把中医药文化内容嵌合到手游中从而发挥传播中医药的作用，是一项创新之举。

（4）将中医药文化做成移动网络产品，极大地提高了文化传播力度。

3. 系列中医药手游与以往包含中医药内容的游戏相比

如何能让玩家在短时间对某些概念有最好的认识？"体验"举足轻重，而游戏可将"体验"诠释得淋漓尽致。比如说"战争"，普通群众是不可能体验到战争的实际感受的，但是游戏则可以通过模拟战争场面、对战因素，加上游戏特效使用户体验到战争的刺激感，另外游戏不是像电影、听课等一样被动地接受信息，游戏具有主动引导用户探索游戏内容的效果，从而使用户更好地体验到事物真实感。如果按照"体验"的有效度来排序，可以这么认为：文字概念→文学、绘画、音乐等→电影、电视剧→游戏→真实体验。而在大部分需求（比如战争、诊治疾病）无法真实体验的情况下，游戏可以放置在"体验链"的顶端，即：游戏 > 电影、电视剧 > 文学、绘画、音乐等 > 文字概念。

当今如大家所熟知的仙剑奇侠传、九阴真经、武林群侠传、三国群侠传、剑侠情缘系列等游戏，都不同层次地包含了中医内容，国家中医药管理局网站也设立了有关中医的小游戏，但是这些都没有形成传播文化的作用，其原因如下。

（1）没有进行中医药文化梳理，其内容没有经过专业人士的认证，不能得到玩家的信任。

（2）这些游戏都没有以传播中医药文化作为目的，表达形式过于片面，展现内容过于狭窄。

（3）没有建立良好的文化交流平台。

（4）没有考虑到受众的口味与层次。

（5）未能系统传播中医药文化的精髓。

要成功地把游戏与文化结合，从而达到传播文化的目的，则需要进行中医药文化核心内容的梳理和系统化的游戏策划。可惜，目前尚未有一个以传播中医药文化为目的、系统承载权威中医药文化内容的游戏出现，故而这里提出的开发系列中医药手游为首创之举。

三 中医药手游的主要研究方法与路径

1. 手机游戏的定义与主要类型

（1）手机游戏的定义

手机游戏指运行于手机上的游戏软件。这里主要指手机网络游戏，即基于无线互联网，可供多人同时参与的手机游戏类型。

（2）手机游戏的主要类型（按内容分类）

①角色扮演游戏（RPG = Role-playing Game）：由玩家扮演游戏中的一个或数个角色，具有完整故事情节。

②动作游戏（ACT = Action Game）：玩家控制游戏人物用各种方式达到过关，不追求故事情节，纯粹以娱乐休闲为目的。

③冒险游戏（AVG = Adventure Game）：由玩家控制游戏人物进行虚拟冒险的游戏。故事情节往往是以完成一个任务或解开某些谜题的形式出现。

④策略游戏（SLG = Simulation Game）：玩家运用策略与电脑或

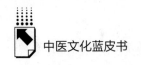
其他玩家较量，以取得各种形式胜利。分为回合制和即时制两种。

⑤格斗游戏（FTG = Fighting Game）：由玩家操纵各种角色与电脑或另一玩家所控制的角色进行格斗。

⑥射击类游戏（STG = Shooting Game）：由玩家控制各种武器或人物完成任务或过关的游戏。

⑦益智类游戏（PZL = Puzzle Game）：各类有趣的益智游戏。

⑧卡片游戏（CAG = Card Game）：玩家操纵角色通过卡片战斗模式来进行的游戏。

⑨文字游戏（MUD）：主要是依靠文字进行的游戏，图形作为辅助，是实时多人交互网络游戏，是一个纯文字的多人世界。

2. 系列中医药手游初步设计

（1）系列中医药手游产品定义与意义

把中医药文化内容做成系列手机游戏产品，为用户提供虚拟娱乐体验，目的是用手机游戏作为载体，将中医药文化做成互联网产品来进行文化传播，向全国乃至世界推广。

（2）中医药系列手游传播分层与设计

根据中医药文化的内容及其特点、手机游戏传播的固有特性以及普通人群接受难易程度，设计出《中医药文化手机游戏传播分级图》，将中医药文化传播内容分为三个级别，即：初、中、高级。分级的目的在于：①适应不同文化层次的人群，以便增加文化传播的覆盖面；②以循序渐进的原则进行传播，正所谓"欲速则不达，见小利而大事不成"，增强各个层次人群的中医药内涵；③逐层递进，达到完整传播中医药文化的作用，从而体现中医药文化"生命"、"思想"、"科学"、"伦理"的核心内容，实现文化大繁荣。现将分级图表解释如下。

A. 初级

传播对象：初级内容适合国学基础薄弱，无中医知识者。

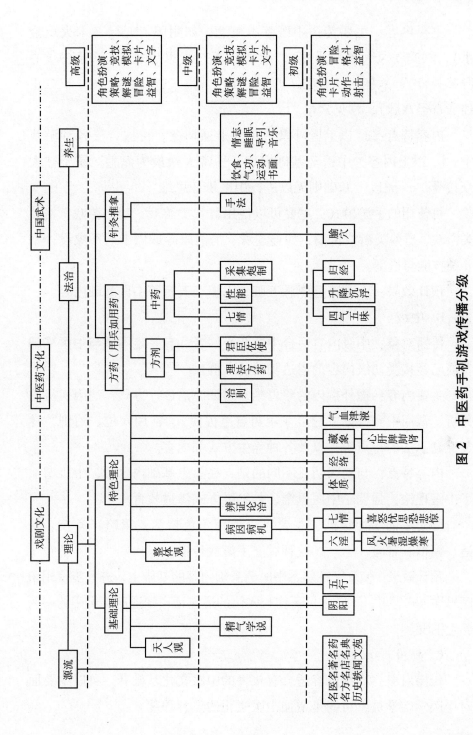

图 2　中医药手机游戏传播分级

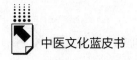

主要内容：主要传播中医基本概念，如阴阳、五行（木火土金水），六淫（风火暑湿燥寒），七情（喜怒忧思恐悲惊），五脏（心肝脾肺肾），六腑（大小肠、膀胱、胆、胃、三焦），经络（十二正经、奇经八脉），常见穴位。

内容特点：a. 以上皆可以转化为卡通形象，可嵌合于各种游戏中，b. 以上内容为中医药基础内容，平常大众最为熟悉，易于被大众接受，c. 无以上基础则无以进行中医辨证思维。

可使用的手游模式：主要可以使用益智类游戏、动作游戏、格斗类游戏、冒险类游戏传播，如连连看、消消乐等或以卡通形象设计格斗类技能与造型。

预计效果：大众普遍熟悉五脏、六腑、五行等中医基础内容。

B. 中级

传播对象：中级内容适合中医药爱好者、有一定国学与中医基础者或已经接受初级内容的渗透陶冶的人群。

主要内容：司外揣内的象思维，辨证施治诊疗方式，病因病机的分析、常用中药与处方配伍（用药君臣佐使）、常用穴位、治则，针灸推拿手法的特点等，以及各种养生方式等内容。

内容特点：与初级明显不同的是，在熟悉基础内容后，中级增加了中医理论，强调了中医思维，是思维方式渗透教育。

可使用的手游模式：主要可以使用角色扮演、策略、竞技、解谜、模拟、冒险、卡片、益智、文字游戏传播。

预计效果：使玩家在熟悉中医药基础内容的基础上，进一步使用中医思维方式思考，了解常见药物与穴位的适应证，知道简单实用的中医养生手段。

C. 高级

传播对象：高级内容适合有较好的中医文化基础者，可以主要面对中医学院学员，目的是增强中医文化的熟悉程度。

主要内容：包含大部分中医文化知识与中医高级思维，天人观（运气学说的气候与人体的关系等）、常见疾病的辨证论治（常见证型、治则、处方、针灸），以疾病作为游戏对象，熟悉常见疾病的特点。

内容特点：在中级的基础上，不仅强调中医常用的思维方式，更增加了辨证的难度（不同的辨证方式加入游戏），并以整体观为选方用药选穴的标准（达到整体阴平阳秘），升华中医药科学文化内容和思维方式。

可使用的手游模式：主要可以使用角色扮演、策略、竞技、解谜、模拟、冒险、卡片、益智、文字游戏传播。

预计效果：促进中医学员的治疗水平，提高中医爱好者的思维理念，传播中医药文化高级理念。

（3）中医药手游产品线规划与布局

表 1　中医药手游产品线规划与布局

传播分级	初级	中级	高级
传播内容	中医药历史、阴阳、五行,六淫,七情,五脏,六腑,经络,常见穴位等概念与内容	中医药历史、司外揣内的象思维,辨证施治诊疗方式,病因病机的分析,常用中药与处方配伍,常用穴位、治则,针灸推拿手法的特点等,以及各种养生方式等	中医药历史、大部分中医文化知识与中医高级思维,天人观,常见疾病的辨正论治,以疾病作为游戏对象,熟悉常见疾病的特点等
手游类型	益智类游戏、动作游戏、格斗类游戏、冒险类游戏传播或以卡通形象设计格斗类技能与造型等	角色扮演、策略、竞技、解谜、模拟、冒险、卡片、益智、文字	角色扮演、策略、竞技、解谜、模拟、冒险、卡片、益智、文字
举例	神医是怎样炼成的（第二款）	药王之王（首款）	暂无
游戏数量	10	10	5
开发时间	2015 年 6 月完成第一款初级游戏开发——《郎中消消乐》	2015 年 6 月第一款中级游戏开发——《药王之王》	在初、中级游戏开发后进行市场调查,再行开发

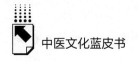

四　首款中医药文化手机游戏——《药王之王》初步研发举例

1.《药王之王》中主要传播的中医药文化理论与内容

《药王之王》作为第一款中医药手游，在把握中医药文化核心精髓的基础上，必须适应手游市场的要求，具有十足的可玩性，以达到最大限度吸引普通大众眼球的目的，为此后中医药系列手游产品做良好的铺垫。

然而在"快餐"社会，可玩性与文化内涵的深度往往难以双全。由于手游的特点与当今普通大众的中医药文化底蕴较为薄弱的文化背景，加之中医药文化内容繁多、部分知识专业性较强，所以第一款手游的文化内容不宜过多过深，以传播大众已有所了解的内容为主，以便于大众接受，避免使玩家望而却步。

《药王之王》包括初级与中级内容，主要以《中医内科学》作为模板，以初级中医药概念为主，简单体现辨证论治、中医治则、中药、方剂等中级内容。

2.《药王之王》的游戏设计特点

（1）以《刀塔传奇》作为中医药文化移动端化的载体

《刀塔传奇》是目前市场十分热门的 RPG（角色扮演）游戏，游戏特色为玩家通过闯关收集英雄来不断增强实力，不断开启新的冒险，选择玩家熟悉的游戏模板，有利于吸引青少年玩家的眼球。中新网 2014 年 9 月 2 日指出 2014 年手游市场新秀频出，其中最抢眼的当属《刀塔传奇》。360 平台发布的 2014 年 7 月指数报告中显示，《刀塔传奇》自 2014 年 3 月上线以来，持续数月稳坐网游收入榜榜首。其在首发热度过后，仍保持了较强的赢利能力。基于《刀塔传奇》成功的游戏设计和海内外强大的推广传播，以其为载体制作的游戏可以"站在巨人的肩膀上"，大大增加项目的专业性和竞争能力。

（2）游戏设计突出中医药文化特色

①通过探索求真的故事，使用户了解到中医发展历史和中医药文化的特色，即玩家通过闯关（治疗疾病）→收集英雄（中药）→再闯关的玩法来吸取中医药文化内容。游戏的历险过程由12种疾病组成。玩家通关得到的奖励有：a. 英雄碎片（核心道具产出：中药、名医、穴位等）；b. 装备（重要道具产出：典籍，如内经、难经、伤寒论、脾胃论等）；c. 其他（次要道具产出：炮制材料，铜钱等）。

②游戏中六淫（风、寒、暑、湿、燥、火）、病理产物（痰、饮、瘀等）、中药（解表药、清热药等，如麻黄、黄连等）、名医（仲景、华佗、东垣老人、朱丹溪等）等的中医学元素设计成游戏角色。

③美术设计。a. 拟人化。在人物形象上加入草本的特征，人物可在历史、武侠、修仙、魔幻、影视、动漫等抽取，在形象上加入草本中药的植物学特征（如红花、金银花、青葙子、虾钳草等）。b. 色调设计与中药性味结合。如，五味与五行的关系：酸属木，青属木，所以酸性味的中药可表现成青色的色调。同理，甘→土→黄，咸→水→黑，辛→金→白，苦→火→红。热性中药偏暖色调，寒性中药偏冷色调。比如，红花，性味辛温，其在游戏中的角色形象就可以表现为有红花植物学特征的、有白色和暖色调的女性角色。c. 还原化。动物中药可以还原为原本形象，如阿胶、龟甲、虎骨、蜈蚣、蝎子等。按画风的需求结合美术表现。

3.《药王之王》游戏故事梗概

公元2255年，世界环境逐渐恶劣，导致各种超级病菌入侵X市，而此时因长期依赖西药与基因治疗的人类已经忘记了自身是怎样与自然环境相协调，人类的免疫力和脏腑机能逐渐衰退，就算人类修改了自身的基因，也无法改变抵抗外来病菌的侵扰，现代医学已无力应对当下的这场危机，成千上万居民在病床上挣扎求生。

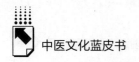

X市某家小药铺78代传人钟尧认为，中医中药在中国已运用了几千年的历史，拥有人与自然相互通应的治疗方法，几千年的临床实践，证实了中国的中医中药无论是在防治疾病，还是在养护身体上，都是确凿有效可行的，中医中药无疑是解决当前危机的最佳途径。于是他参照祖先留下的中医残卷炼药，结果残卷记载不全致其误操作，导致丹炉爆炸，时空从而扭曲将钟尧拉入古代中国。

回到古代的钟尧不悲反喜，他决定在古代学习医术，寻找失传典籍以便回到未来拯救人类和复兴中医（背景：此时西药全面占领医药行业，中医中药典籍大部分失传）。从此，钟尧开始了一边寻找典籍一边抗击病邪的曲折旅途。

一路上钟尧遇见了华佗、张仲景、李时珍等人，发生了许多有关中医中药的奇闻趣事，如华佗医治曹操的头痛、李时珍游历山川尝遍百草……在多名前辈的指点下，他了解了中医中药的博大精深、五行阴阳对症下药……在不断增强医学实力和收集医学典籍的同时，打败了许多为祸人间的病邪，终成悬壶济世的一代名医，踏上了弘扬中医药事业和保障未来人类健康的神奇之路。

4.《药王之王》初步展示

（1）故事线初步设定

首款手游《药王之王》中的病名、方剂与药物皆取材于《中医内科学》教材。游戏选取生活中常见的病症与常见药物。另外，剧情使用了年轻人之间流行的网络语言以贴近生活，让玩家在吸收中医知识的同时放松心情。

（2）关卡释放说明

关卡设定目的在于让玩家体验熟悉的疾病、疾病的症型与治疗疾病的方药。为了让玩家能够以最简单的方法上手游戏，关卡疾病的症型顺序与释放给玩家收集的中药（治疗对应疾病证型方剂的君药或在方剂名内的代表药）有特定的设计顺序（比如，第1关感冒释放的麻黄在第2关咳嗽，第3关哮病，第4关痹证也会出现，以加强玩家对麻黄的熟悉。也就是说，每一关卡新出现的中药会在下几个相连的关卡再次出现以强化认识）。每一关都有剧情的带入和疾病的说明，让玩家无难度接收中医药文化内容，每一味中药的五行、性味、毒性、是哪些方剂的君药、历史及今天如何使用都会以游戏玩法的方式说明。

　　（3）游戏图片展示

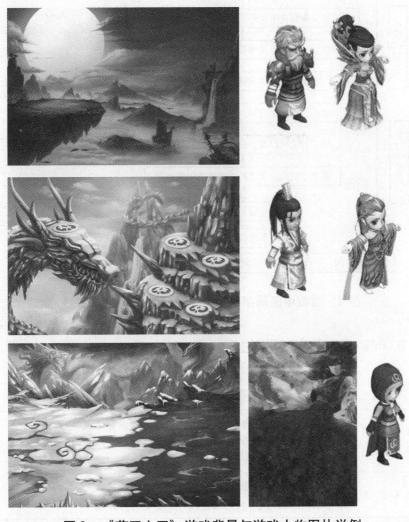

图3　《药王之王》游戏背景与游戏人物图片举例

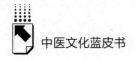
5. 首款中医药手游——《药王之王》开发技术路线图：

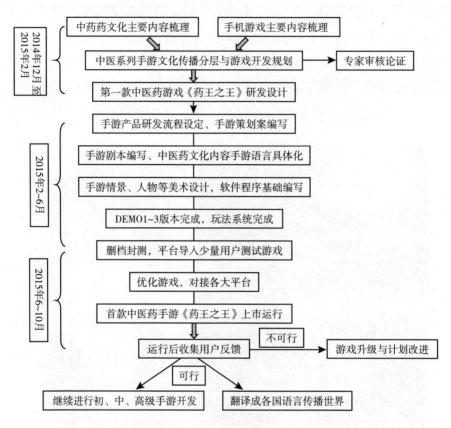

图4 首款中医药手游《药王之王》开发技术路线

6. 年度研究计划及预期进展

表2 首款中医药手游《药王之王》年度开发计划及预期进展

2014 年 12 月至 2015 年 2 月	中医药文化主要内容梳理、手机游戏主要内容梳理 结合文化与手游特点进行系列中药手游传播分层与开发规划 第一款手游研发策划
2015 年 2~3 月	手游产品研发流程设定、手游策划案编写 手游剧本编写、中医药文化内容手游语言具体化

2015 年 3~6 月	手游情景、人物等美术设计,软件程序基础编写 完成 DEMO1－3 版本,玩法系统完成
2015 年 6~7 月	删档封测,与游戏渠道平台等进行对接,导入少量用户进行游戏测评。 删档封测后,优化游戏体验,修复游戏漏洞。与代理商洽谈游戏代理 事宜
2015 年 7~10 月	根据进度与各大渠道平台对接,首款中医药手游《药王之王》正式上线。 上线后收集用户反馈,进行总结与游戏优化,并继续策划下个手游

五 系列中医药手游五年研发计划初定

表3 中医药文化系列手游五年初步开发计划

时间	计划	预计
第一年	提出首款中级游戏《药王之王》与初级游戏《郎中消消乐》	中医药文化移动端用户数量(以下简称用户数量)预计达到 100 万人。获得大量手游用户的反馈与好评
第二年	根据市场的反馈,运营数据的分析,设计更加适应市场的初级、中级和高级手机游戏,实现多级别多内容的中医药文化传播	手游用户数量巩固在 100 万人,向 500 万用户数量进军。文化传播受大众反响,在手游内添加更多中医药信息
第三年	根据市场反馈,选择最有效率的方式作为助理发展的方向,同时选择游戏用户最能接受最感兴趣的中医药文化内容进行更深层次传播	巩固 500 万用户数量,整合资源向千万级用户数量进军。多款初中级手游同时上线,多级文化内容同时传播
第四年	分析市场数据,以百万级用户数量为基础,推出更高端更强大的产品,把各项中医药文化内容融合一炉,充分体现中医药文化的博大精深	用户数量和公司盈利双向增长,争取用户数量维持在千万级。充分发展中医药文化主要核心内容
第五年	分析、紧贴、创造市场需求。针对国民对中医药文化的接受程度和感兴趣的中医药内容,进行游戏的升级和中医药文化内容的补充	将一切的资源转化成用户数量,为下一个五年计划——向亿级的用户数量打下坚实的基础

人才教育篇

Chapter of Education and Training of Professionals

B.8

国医大师学术影响力的分析与评价

毛嘉陵*

摘　要：　评选和表彰国医大师有利于树立和弘扬大医精诚的医德医风，继承和创新中医药学术思想与临床经验，建立和完善中医药人才培养和激励机制。为了使国医大师评选活动可持续性地进行下去，也为了使国医大师评选条件更加合理化，更具有公正性和公信力，建议制定和发布可供公开评议的《国医大师评选标准》，从学术贡献、临床实践、社会影响、学术地位和从业资历等五方面对国医大师候选人进行客观的学术评价。

*　毛嘉陵，北京中医药大学中医药文化研究与传播中心主任、北京中医药大学国学院（中医药文化研究院）副院长、北京中医药文化传播重点研究室主任、中华中医药学会中医药文化分会学术顾问，研究方向：中医药传播学、中医药发展战略与智库建设。

关键词： 国医大师　中医师评价　中医学术评价　中医学术影
响力

　　评选国医大师是近年来引起中医药领域和社会广泛关注的一件大
事，通过评选既可以充分地肯定这些名老中医药专家为中医药事业奋
斗一生的贡献，也可为中医药行业以及中医药人才的成长树立榜样，
对中医药事业的发展具有深远的积极影响。迄今为止，我国政府部门
已经在全国范围评选了两届国医大师，向 60 位从事中医药工作（包
括民族医药）的名老中医药专家授予"国医大师"荣誉称号。

　　为了使今后国医大师评选工作做得更好，使其能够可持续性地进
行下去，我们对评选的情况和有关数据进行了多角度的分析与评价。

一　大师的来源与评价标准

1. 大师称谓的来源

　　"大师"称谓最早来源于佛教，为佛的十尊号之一。"大师"有
示范、导师的意思。《瑜伽师地论》卷八二："谓能善教诫声闻弟子
一切应作不应作事，故名大师。"佛教还曾将其作为追赠已故高僧的
谥号。"大师"在中国古代曾是一种官名，《周礼》分设天、地、春、
夏、秋、冬六官，春官以大宗伯为长官，掌理礼制、祭祀、历法等事
务。其下属的大师为乐官之长，负责"六律六同，以合阴阳之声"。
二十世纪以来，对某领域大家公认有突出成就和德高望重的人，尊称
其为"大师"。例如，国学大师、工艺美术大师、国际象棋特级大师
等。近年来，由于很多自称大师的人在社会上忽悠或行骗，故"大
师"称谓已逐渐被异化，兼具调侃和贬义的意思。

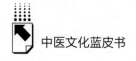
2. 大师的定义

《现代汉语词典》认为大师是"在学问或艺术上有很深的造诣，为大家所尊崇的人"。《辞海》则指出大师是"学业或技艺上造诣极高的人"。还有的人认为，是"有巨大成就而为人所景仰的学者或艺术家"。

以上对"大师"的解释虽然不尽相同，但都强调了以下两个方面：

一是学术方面。不仅要有"很深的造诣"，具有博古通今、善于利用新知的能力，而且要取得"巨大成就"。这"巨大成就"显然不是仅仅靠继承了前人的部分学术成果、完成过几个大小课题、写过几本专业书籍就能支撑的。所取得的成就必须是被学术界公认的在学术理论上有重大的颠覆性突破和革命性创新，在技术发明创造中所取得的成果是被广泛应用和被反复验证的，在艺术创作中的创意、风格和技法都是独树一帜的。

二是品德方面。在学术能力基础上，还要具有能够与人为善、有仁爱之心，以及勇于探索、勇于创新、求真务实等高尚品德和敬业精神。

因此，可以说大师是学品和人品的最佳结合体。基于以上认识，在此对大师做出如下定义："大师指在认识世界（科学理论）、适应和改造世界（技术方法）、表现世界（文学艺术创作）的某方面能够独辟蹊径，取得卓然自立、影响深远、被广泛应用的巨大成就，并因此成为受到社会和专业领域公认的、受尊敬的、楷模式和具有示范或追溯式象征意义的专业领袖或头号专家。"

3. 大师的评价标准

综合对大师评价的各种不同看法和要求，提出评价各专业领域大师的九大基本标准。

（1）具有平等的人格。认定大师与年龄、性别和种族无关。

（2）具有超前的眼光。大师能够立足人类社会或某领域发展的前沿和最高层次，提出和思考具有独立性、战略性和前瞻性的科学与艺术问题，而不能仅仅停留在已被圆满解决了问题的技术层次上。

（3）具有深邃的思想。大师的思想应具有哲学高度和指导意义。

（4）具有精深的学问。大师能够独立而不是组团完成能够博古通今、承前启后的具有创新性的学术见解、论文和专著，能够解决相关领域的难题。

（5）具有独创的学术。大师不仅能够引领学术发展，而且应独创具有里程碑价值的新流派、新学科或新专业。

（6）具有生动的文采。大师具有清晰、生动、富有逻辑性的语言文字表达能力。

（7）具有超越的目标。大师的研究方向具有明确的学术超越目标或学术对手，也具有改变历史的成就，否则难以评价其学术的超越和突破。

（8）具有广泛的影响。大师具有被学术同行和社会大众经常或必须引用的思想、观点和学术理论，以及被广泛使用的技术和方法。同时，能够培养出有影响的学术传人。

（9）具有高尚的品德。大师是学问和道德品质的高度集合体，具有诚实、正义、公平、公正、无私、善良、博爱等高尚品德。

二 国医大师的评选

1. 国医大师的评选

2009 年 6 月 19 日和 2014 年 10 月 30 日，人力资源和社会保障部、卫生部和国家中医药管理局在北京分别举行了两次"国医大师表彰大会"，共评选出 60 位国医大师。

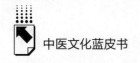
第一届评选出的国医大师，涉及 14 个省（区、市），既有中医、中药、中西医结合专家，也有藏医、蒙医专家。

第二届评选出的国医大师，涉及 22 个省（区、市），比上届增加了 8 个。除中医药、中西医结合专家和藏医、蒙医专家以外，还新增了维吾尔医专家。

2. 国医大师的评选意义

中医药是我国独特的卫生资源、潜力巨大的经济资源、具有原创优势的科技资源、优秀的文化资源、重要的生态资源，挖掘利用好中医药资源，具有重大现实和长远意义。国医大师是医疗卫生行业的杰出代表，是中华医学文化的重要传承者，是国之瑰宝。

国医大师评选表彰活动对于促进中医药事业发展具有重要现实意义和深远历史意义，是弘扬大医精诚的医德医风的重要载体，是推动中医药学术经验继承与创新的重要内容，是探索符合中医药特点的人才培养机制、加强中医药人才队伍建设的重要途径，是振奋中医药行业精神、营造中医药事业发展良好环境的重要抓手。

国医大师评选表彰活动就是对建立和完善中医药人才激励机制的一种探索。国医大师是全国中医药战线千千万万工作者中的杰出代表和优秀楷模，是中医药行业的智力资源和宝贵财富。国医大师德艺双馨，对中医药事业无比热爱，对中医药事业发展做出了突出贡献，为中医药行业树立了一面旗帜。

3. 国医大师的评选条件

（1）第一届国医大师的评选条件

在人力资源和社会保障部（人社部函〔2008〕213 号）《关于评选首届国医大师的通知》中提出，国医大师人选应为省级名中医或全国老中医药专家、学术经验继承工作指导老师，同时应具备五项条件：

一是热爱祖国，热爱人民，遵纪守法，品德高尚，获得社会广泛赞誉；

二是热爱中医药事业，具有强烈的责任感和使命感，为发展中医药事业做出突出贡献；

三是中医药理论造诣深厚，学术成就卓越，学术思想或技术经验独到，在全国及行业内具有重大影响；

四是从事中医临床或中药工作55年以上，具有主任医师或主任药师专业技术职务任职资格，经验丰富，技术精湛，在群众中享有很高声誉；

五是无私传授独到的学术经验，积极培养学术继承人。

（2）第二届国医大师的评选条件

在人力资源和社会保障部（人社部函〔2013〕217号）《第二届国医大师评选的通知》中，提出了国医大师人选应具备以下七项条件：

一是热爱祖国，热爱人民，热爱中医药事业，品行端正，医德高尚；

二是在全行业具有较大影响，为发展中医药事业做出突出贡献；

三是坚持临床工作，经验丰富，技术精湛，深受群众赞誉；

四是中医药理论造诣深厚，学术成就卓越，学术思想或技术经验有特色；

五是无私传授学术思想和技术经验，积极培养传承人；

六是从事中医临床或鉴别、炮制等中药临床使用相关工作50年以上（截止到2013年12月31日），具有主任医师、主任药师或同等专业技术职务；

七是遵纪守法，廉洁自律，无违法违纪违规等问题。

（3）两届国医大师评选条件的对比

通过对两届国医大师评选条件的对比，可以发现以下异同：

a. 两届评选条件都具有以下要求

热爱祖国，热爱人民，热爱中医药事业；

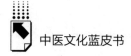

——中医药理论造诣深厚，学术成就卓越；

——经验丰富，技术精湛；

——为发展中医药事业做出突出贡献；

——遵纪守法；

——具有主任医师或主任药师专业技术职务。

以上属于基本要求，重点强调对中医药事业的态度，要求在学术理论研究和临床实践上必须达到较高水平，同时要求是一个有法制观念的人。

b. 第二届国医大师评选条件取消的要求

——具有强烈的责任感和使命感；

——在群众中享有很高声誉。

在第二届评选中取消了"具有强烈的责任感和使命感"，似乎认为已经从事了50多年中医药工作的国医大师候选人，不用专门强调也能证明他们所具有的"责任感"和"使命感"。取消"在群众中享有很高声誉"，并不是不需要群众的知晓和认可，也有可能认为此条与另外的一条"深受群众赞誉"的含义有些相似，故省略之。

c. 第二届国医大师评选条件的变化

——学术思想或技术经验"独到"，变成为学术思想或技术经验"有特色"；

——无私传授"独到的学术经验"，变成为无私传授"学术思想和技术经验"；

——积极培养学术继承人，变成为"积极培养传承人"；

——获得"社会广泛赞誉"，变成为"深受群众赞誉"；

——品德高尚，变成为品行端正，医德高尚；

——在全国及行业内具有"重大"影响，变成为在全行业具有"较大"影响；

——从事中医临床或中药工作"55年以上"，变成为从事中医临床或鉴别、炮制等中药临床使用相关工作"50 年以上"。

以上第二届国医大师评选条件的变化，主要体现在用词更加精准和恰当。将"独到"改变为"有特色"，避免了口语化；将无私传授独到的学术经验，变成为无私传授"学术思想和技术经验"，强调了学术思想，避免了单纯传授技术和经验；从词义上来说，使用"学术传承人"比"继承"更准确。继承的意思是将另一人的财产、职务、头衔等有形与无形资产直接接收过来，而学术不可能"直接接收过来"；传承是指通过学习和消化吸收，然后才能接受下来，这符合学术和文化的性质。因此，将积极培养学术继承人，变成为"积极培养传承人"。

d. 第二届国医大师评选条件新增的要求

——坚持临床工作；

——廉洁自律，无违法违纪违规等问题。

以上在第二届国医大师评选条件中新增加的"坚持临床工作"，意味着对从事临床诊疗工作背景的强调，或者说是将国医大师评选限制在临床领域，而那些从事理论研究、文化研究未从事临床诊疗工作的专家则无缘参加评选，其评选结果也证明了这一点，都是从事临床工作的。新增加的"廉洁自律，无违法违纪违规等问题"，则是为了配合中央正推动的反腐倡廉。

通过将第二届国医大师评选条件与第一届进行对比可以发现，虽然第二届变成了七个条件，比第一届多了两个条件，具体要求有增有减，内容的措词上有些变化，但没有本质上的区别，仅有从医年限从55 年减少到 50 年的变化具有实际意义，可使参与国医大师候选的专家人数大大增加。

4. 国医大师的评选程序

（1）评选人的产生

为确保评审过程公开透明，评选人在全国知名专家中公开遴选产

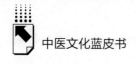
生评审专家。

（2）参评人的产生

参评人在全国卫生和中医药医疗、科研等机构的中医药专家中产生，符合以上所列评选条件。

（3）评选程序

实行"两审三公示"制度："两审"是指预审和复审，预审是由评选办对省级推荐单位报送的材料进行初步审查，重点审查资格条件和评审程序是否规范；复审是由评审专家对预审合格人员进行再次审核并提出表彰建议人选，报评选表彰工作领导小组确定最终人选。"三公示"主要是在相关新闻媒体、基层单位、省级推荐单位和国家层面分别公示 5 个工作日。公示内容包括候选人基本情况、主要事迹等，并由纪检部门人员组成，负责对评选全过程的监督。根据公示及领导小组裁决，由领导小组组成部门联合发文确认"国医大师"人员，授予"国医大师"称号，并颁发证书。

三　国医大师基本数据

对国医大师年龄、学中医起始年龄、医龄和学科等基本数据的采集主要依据有关部门公开发布的评选资料、相关图书和百度等信息资源进行整理而成。

（一）基本情况

1. 年龄

第一届评选出的国医大师，截至 2009 年，年龄最大的 93 岁，最小的 74 岁，平均年龄 85 岁。

第二届评选出的国医大师，截至 2014 年，年龄最大的 102 岁，最年轻的 68 岁，平均年龄 80 岁，比上届整体年轻 5 岁，还产生了第一位女国医大师。

截至 2015 年 1 月，两届国医大师平均年龄（除去已故者）为 84 岁，已故 11 位国医大师的平均年龄为 88 岁。

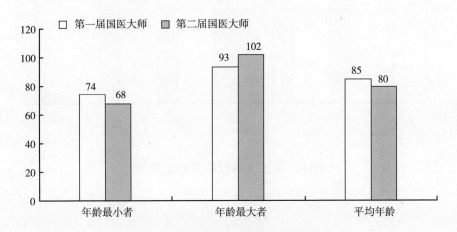

图 1　两届国医大师年龄对比

2. 学中医的起始年龄

学中医时年龄最小的强巴赤列和巴黑·玉素甫，均为 11 岁。年龄最大的吴咸中，为 34 岁。

12 岁（包括 12）以下学中医的 4 位，占 6.7%；

13～14 岁（包括 14）学中医的 17 位，占 28.3%；

15～16 岁（包括 16）学中医的 9 位，占 15%；

17～18 岁（包括 18）学中医的 10 位，占 16.7%；

19～20 岁（包括 20）学中医的 8 位，占 13.3%；

21～29 岁（包括 29）学中医的 11 位，占 18.3%；

30 岁以上学中医的 1 位，占 1.7%。

其中，14 岁以下的 21 位，占 35%；16 岁以下的 30 位，占 50%；18 岁以下的 40 位，占 66.7%；20 岁以下的 48 位，占 80%。

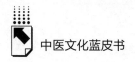
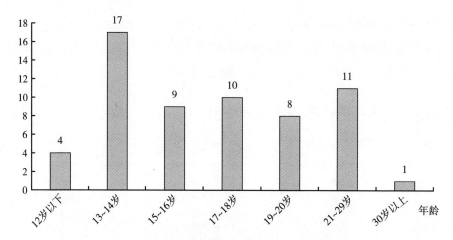

图2 国医大师学中医起始年龄

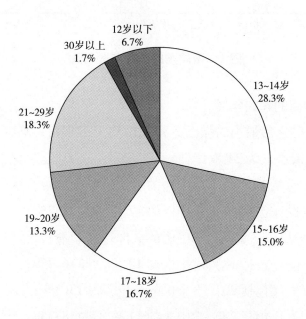

图3 国医大师学中医起始年龄百分比

目前，我国中小学学制共12年，按一般7岁入学计算，大学本科入学年龄在19~20岁左右。从以上国医大师学中医的起始年龄看，有50%是在16岁之前就已开始学中医，近70%是在不到现在大学入学年龄的时候就早已开始学中医，绝大部分是在 20 岁之前接触中医。总体上明显低于目前中医药大学新生入学年龄。

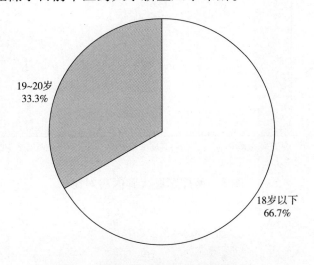

图 4　国医大师学中医起始年龄

3. 医龄

第一届评选出的国医大师，截至 2009 年，都符合从事中医临床或中药工作 55 年以上专业背景的基本要求，平均医龄 68.7 年。

第二届评选出的国医大师，截至 2014 年，都符合从事中医临床或中药工作 50 年以上专业背景的基本要求，平均医龄为 62.4 年。

两届国医大师的医龄。截至 2015 年 1 月，除去已故者，平均从事中医临床或中药工作的时间为 66.2 年。

4. 学历

两届国医大师的学历情况如下：师承 16 位，占 26.7%；专科 22 位，占 36.7%；本科 19 位，占 31.7%；硕士研究生 2 位，占 3.3%；博士研究生 1 位，占 1.7%。

两届国医大师具有学历的占 73.3%，其中具有硕士研究生以上较高学历学位的仅有 5%。仅有极少人具有较高学历学位，这与他们

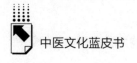

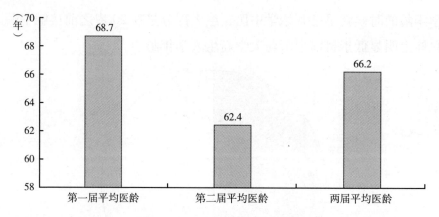

图5 两届国医大师医龄对比

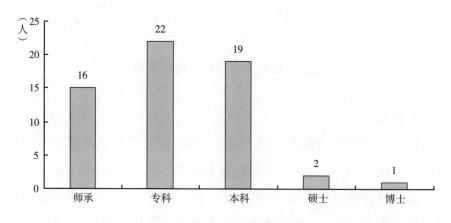

图6 两届国医大师的学历

所处的年代开展硕士以上教育时间较晚或尚未开设，以及招生专业和人数较少都有关。但这也从另一角度说明，中医药专业人员即使未能接受过较高学历学位教育，仍有可能成为顶级专家。

5. 学科分布

由于不少国医大师的研究领域广泛和善长诊疗的病种多样，也未按照统一的学科分类标准进行申报和介绍，因此在申报和公开的个人学术背景资料中，所显示的学科或临床擅长等信息也就很不规范，甚

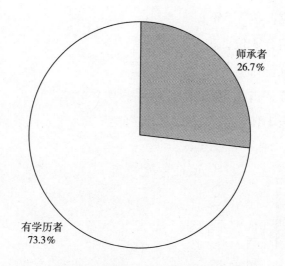

师承者
26.7%

有学历者
73.3%

图7 两届国医大师有学历者与师承者的对比

至杂乱。本报告在统计时，按其相关性、主次性进行了合并调整。对注明为主要从事内经、伤寒论、各家学说等研究者，归为中医基础理论；对涉及内、妇、儿等多个疑难病种者，统一归为疑难杂症；对仅注明擅长治疗某科疾病者，则归为某临床科；对从事民族医药研究和临床者，则按民族归入相应的民族医中而不再细分。以下为两届国医大师所在的学科分类统计：

中医基础理论4位，占6.7%；

疑难杂症22位，占36.7%；

中医内科13位，占21.7%；

中医外科1位，占1.7%；

中医妇科2位，占3.3%；

中医骨伤科2位，占3.3%；

中医耳鼻咽喉科1位，占1.7%；

中医眼科1位，占1.7%；

针灸4位，占6.7%；

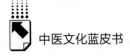

中药2位，占3.3%；

中西医结合3位，占5%；

藏医2位，占3.3%；

蒙医2位，占3.3%；

维吾尔医1位，占1.7%。

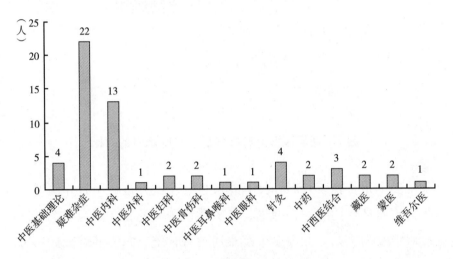

图8　两届国医大师所在学科分布人数

6. 著作

根据公开的两届国医大师学术背景资料的不完全统计，两届60位国医大师完成的主要学术著作有381本。其中：

学术理论著作22本，占5.8%；

经典研究34本，占8.9%；

临床应用（包括临床经验、方剂和中药等）248本，占65.1%；

文化教育（包括医史、文献等）40本，占10.5%；

民族医药23本，占6%；

教材14本，占3.7%。

以上数据显示，每人著作平均6.35本。两届国医大师的著作集

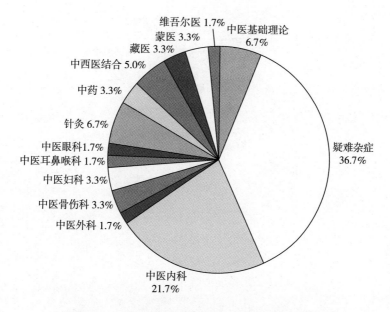

图9　两届国医大师所在学科分布百分比

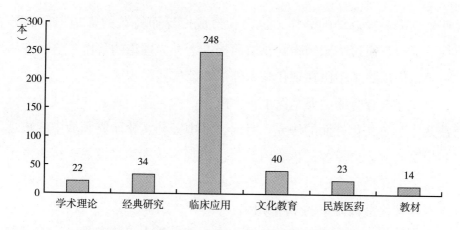

图10　两届国医大师编著中医图书册数分类

中在临床应用方面，这与国医大师主要从事临床研究与诊疗工作有密切关系。纯学术理论著作不仅数量少，而且几乎没有具有创新性、影响大的学术理论著作。经典研究很多也是结合临床应用进行研究，即

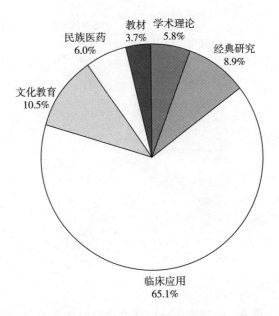

图11 两届国医大师编著中医图书分类的百分比

使是临床经验总结的著作，也很少形成广泛而持久的影响力和指导性。更缺乏通过临床经验的总结而提炼上升为理论的著作。这也许从一个角度反映了中医在现代学术停滞不前的残酷现实。

文化教育方面主要是医史、文献方面的著作，仅有个别国医大师涉及中医药文化方面的研究。目前，在中医药文化研究领域中，缺乏对中医药文化最重要的核心内涵、价值观、认知思维模式、行为准则与行为方式进行全面系统深入研究的高层次学术著作，这也正是现代中医药文化繁而难荣的学术原因。

两届国医大师中共有5位民族医专家，每人平均著作4.6本，接近以上统计的每人平均数。

由于两届国医大师以临床工作为主，很多人虽有教学任务，但并未承担太多的教材编写任务，大部分教材仅仅是教学培训资料。因此，在教学方面除了主编过前几版统编教材的国医大师以外，其他所编教材缺乏对学生的广泛影响力。

7. 论文

根据中国知网（CNKI）截至 2015 年 1 月的数据统计，两届国医大师共发表 6950 篇学术论文，平均每人 115.8 篇。其中，最多的 1076 篇，最少的 5 篇。以上网络数据并未反映、也不可能反映发表有几百篇甚至上千篇论文的国医大师，学术研究是否全部是其个人的独立成果。

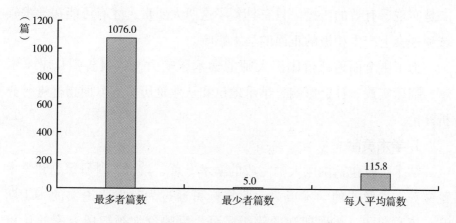

图 12　两届国医大师发表的论文统计

8. 课题

据不完全统计，两届国医大师承担有国家重点基础研究发展计划（973 计划）、国家自然科学基金等国家级课题，科技部、教育部、国家中医药管理局等近百项国家级课题，但在公开信息中缺乏准确统计数据。

四　国医大师学术影响力构成

任何一位学者的学术影响力的构成，可分阶段、分层次来划分。在学术创造过程中包括有学术的创造力、创新力、预测力和执行力，

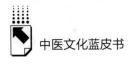

在取得了学术成果以后还必须具有传授力和传播力，而最核心的还是其所创造出来的学术专著、教材、科研课题结论和论文等学术成果必须具有原创力、整合力和创新力。

国医大师的学术影响力就是其在中医药学术研究方面所取得的具有较高水平的、独具特色和优势的中医药学术成果或临床诊疗能力，并以此能引起行业内外的关注度、接受度和改变度的一种综合实力。简而言之，学术影响力最基本的就是两条，一是有价值的学术成果，二是实现了有效的传播。只有具备了这两大要素，才有可能在学术领域和社会上产生积极的正面的学术影响。

为了更全面地评价国医大师的学术影响力，本报告拟从学术贡献、临床实践、社会影响、学术地位和从业资历等五方面指标进行分析评价。

1. 学术贡献

学术贡献包括国医大师完成的学术专著、教材、科研课题和学术论文等文本形式的学术成果，此指标可通过为其发表论文的 SCI 期刊、核心期刊、普通期刊的等级区分，反映论文被权威专家的认可度；通过论文的被引用数量，反映其学术观点的被关注度；通过在学术专著、教材和课题中所承担主编、副主编和编委等责任和贡献大小的区分，反映其在学术领域的权威性；通过所著图书的发行量，反映其学术著作的影响面。

此外，学术贡献还应包括以上学术成果获奖情况，在我国学术成果的获奖代表着官方或较高级别学术权威机构的肯定。国医大师的学术贡献不仅要体现在学术成果的创造上，还应体现在学术传承上，看其是否培养出众多具有高水平的、有影响的中医人才。

2. 临床实践

中医师的工作必须体现出临床实用价值，也就是要能够准确诊断疾病和正确实施治病措施，以缓解患者的病情和治愈患者的疾病。如果医师只会讲医学理论，即使讲得头头是道，而治病没有疗效，也是一个不称职的医师。可见，医学是一门实用性极强的学科。国医大师除了在学术成果上的贡献以外，还必须能治病，而且在解决临床问题、诊疗疾病、门诊量、治病的有效率和治愈率等方面，更应比其他中医师有明显的技术优势，具备在临床工作中的领先性和指导能力。

3. 学术地位

学术地位主要涉及在全国性中医药学术团体中所担任的学术职务，反映其在中医药行业中所处的学术位置。这本应是一种学术影响力的反映，但由于多种因素导致现在很多行政官员进入学术团体担任正副会长，还有学术水平不高却具有极强公关能力的专业人员以及企业赞助商，也能进入学术团体担任学术要职，因此，目前虽然可以从在学术团体中担任的各种学术职务，在一定程度上反映其所具有的学术能力，却不能以此认为只要有学术要职的人都具有较高的学术水平。此外，担任有全国性学科的学术带头人和指导老师，也是学术地位的一种表现。

4. 社会影响

社会影响包括在社会民众中的知名度、网络上的信息数量和点击率。主要将著名网络检索网站的相关搜索数据作为传播影响的重要评价指标。有的临床中医师在当地患者中有知名度，但缺乏学术文章、言论和学术成果在网络上传播，因此其在网络上和在全国行业内外的影响力也就会很小。此外，中医药文化在历史上一直具有重视医德的传统，这也是考评国医大师是否具有较高的社会正面影响的一个重要指标。

5. 从业资历

从业资历主要指从事中医药工作的年限，也就是医龄的长短。无论是中医还是西医，都是一种需要丰富临床经验积累的学术领域，因此不能以此认为强调从业资历是论资排辈。

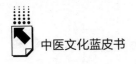

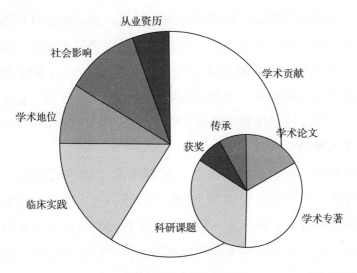

图13 国医大师学术影响力构成

根据以上对国医大师学术影响力构成的分解和研究，我们设计了一套包括学术贡献、临床实践、学术地位、社会影响和从业资历等五个方面进行量化评价的"国医大师学术影响力统计分析模型"，并正开发相应的电脑软件，有望更加客观精准地反映各位国医大师真实的学术贡献度和学术影响力。但由于多种因素的制约以及部分国医大师已故，在本报告编写的有限时间中，难以完整地、准确地搜集到国医大师所有论文、著作、课题等信息，仅能对官方公布的部分数据和网络上的相关数据进行统计和分析，最后根据其学术影响力的分析统计数据进行了"国医大师学术影响力排名"。

虽然这个排名一定程度符合多数专家的实际情况，但这毕竟是在未掌握全面准确数据基础上获得的，必然影响评价的准确度和公正性。例如，发表论文数量是一项重要评价指标，但很多专家都存在着同事、学生或其他人写的论文，请其挂名或以通讯作者名义发表的情况，这就难以鉴别其在该论文中到底有多大的贡献度。如果将挂名论文的数据计入并参与评价，则对其他很少有或根本拒绝挂名发表论文的专家不公。这就必然导致有些在全国中医药界影响力不大、知名度也不高的专家的影响力总分，甚至可能超过路志正、王绵之等一些公认的中医大专家。因此，经过我们反复考虑，决定在本报告中不予公布，仅作为此次研究的阶段性成果，供我们进一步研究时参考。如果国家中医药管理部门有关领导、中医药专家和广大读者对此感兴趣，认为这项统计分析工作极有价值，我们将进一步搜集国医大师的有关信息，并深化此项研究，争取在以后适当的时候发布。

五 完善国医大师评选机制的对策研究

在第一届国医大师评选时，也许业内专家和社会上还没有意识到这其中可能带来的各种利益和价值。然而，经过五年的逐渐渲染和升温，到第二届国医大师评选时，其就迅速成为引起行业内普遍高度关注的头等大事。在第二届国医大师评选结果公布以后，甚至还引来了社会上的议论和质疑。

2014年11月2日，中国社会科学院官网转发澎湃新闻对评选国医大师的新闻调查稿，提出了"大师"应当来自"官方"还是"民间"的问题。对此，有关部门工作人员回应称："国医大师多数是年轻时学医，在随后的行医过程中渐渐融入现在的单位中，出自官方的说法并不确切。"这个回复，显然不具有说服力。又据国家中医药管理局负责人介绍："国医大师评选采取自下而上、逐级推荐的方式进行，对候选信息进行公布，包括基本情况、主要事迹等。"这个说法其实已经明确无误地表明评选国医大师是官方主导的政府行为，所以还是"来自官方"。广大网友为何质疑国医大师评选到底应该来自"官选"还是"民选"呢？有人认为，"患者比较有权说话"，应当将民众的意见和评价考虑进来。也有人认为："让公众参与专业性较强的国医大师评选，就好像让公众去评价谁是最佳物理学家一样并不严谨。因为患者更看重的是医生的态度和医德，主观性或许较强。"①

对此，有人则认为，将国医大师与物理学家进行比较的比喻并不恰当，物理学家不直接面对公众，其研究内容也非公众普遍关注和能够理解的，因此对其评价本身仅具有专业性而不具公众性，只能由纯专业人员进行评价。而医学是为大众健康服务的学科和行业，医师更是直接面对公众。因此，评选国医大师理应有公众参与。即使公众评选难免会将对医生服务态度和医德等感性的、情绪化的认识和评价带进来，但这绝不会是公众对医生评价的唯一的或第一的评价选项。试问，对于一个服务态度和医德都极好，但就是不会治病的医师，公众会对这样的医师投赞成票吗？所以，不能低估了公众的是非判断力。

有网友评论到："自古以来，'大师'的称谓都是世人对那些在某个文化领域取得开创性的人士给予的一种至高荣誉，这个崇高荣誉是民众自发为其授予的，而不是官方评定的。"并质疑这些国医大师与古代医家相比，他们的学术贡献到底有多大？

南京中医药大学某老师在其网易博客中质疑到，国医大师的评选标准始终是人们疑惑的核心内容，我相信今后对此的争议会越来越多。这里首先要明确的问题是："何谓大师？"一般而言，人们心目中的大师应是在理论与实践领域取得超越时代与区域性重大成就的人，主要体现为理论贡献、方法贡献与实践贡献。然而这些贡献，历史上的许多大师往往不是在他们在世时候被世人所公认，而是在经过历史、时间的积淀之后。那么，当今的评选国医大师只是以当下活着的而且必须从医50年以上的条件，实际上完全背离了大师的真正意义。一方面，两千年来能够称得上国医大师的有哪

---

① 许梦娜、陈兴王：《"国医大师"来自"官方"还是"民间"？》中国社会科学网，http://www.cssn.cn/st/st_ whdgy/201411/t20141102_ 1386883. shtml。

些？近百年来能够称得上国医大师的又有哪些？现在再评国医大师无疑要与之前的大师比较，而不能仅仅是活的时间长、看的病人多，而实际上在中医学术、理论和临床创新方面并无贡献的人，后者是不能称作国医大师的，否则，这一活动必将泛滥至不了了之的境地。① 针对以上各种疑问和质疑，为了更好地完善国医大师评选机制，不断促进国医大师评选工作的可持续性开展，以下就国医大师评选中涉及的问题，提出解决问题的一些思路和对策。

1. 评选条件标准问题

前面已经介绍了一般意义上认定大师的基本标准或条件，如果将两届国医大师评选条件与其进行比较，很显然相距甚远。当然，作为国家中医药主管部门牵头组织的国医大师评选，完全可以有权自定评选条件或标准，而不必参照一般意义上的大师标准，也无须与其挂钩或将其价值等同。但为了使国医大师评选条件更加合理化和更具有公正性，也为了使评选出来的国医大师更具公信力和说服力，在此仍然有必要对两届国医大师的评选条件进行学术解析。

（1）评选条件的模糊性。在两届国医大师评选条件中，除了从医年限属于硬指标以外，其他条款都是原则性的、模糊性的。第一届国医大师评选条件是5条，第二届即使增加成7条，仍然没有清晰性改变。

在已公开的《国医大师评选管理办法（试行）》（征求意见稿）中提到："由专家委员会按照《国医大师评选标准》对申报者进行综合评议，形成量化评价结果和综合评议意见。"由于本报告基于公开的文件资料进行分析研究，对尚未公开的《国医大师评选标准》无法评价，也并不清楚该评选标准是否已形成了合理的、可量化的和具

---

① 网易博客《话说中医参评院士与国医大师》，http://yefang973.blog.163.com/blog/static/8225165720131123119555/

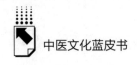

有可操作性的评价体系。后经了解,实际上并未制定出《国医大师评选标准》。

(2)评选条件的广适性。按照两届国医大师那些模糊性极强、条件并不算高的评选条件,基本上可以适用于全国不少名老中医药专家,而未能真正构成大师所应具备的高标准。至少第二届公示的 116 位国医大师候选人,全部都符合那 7 个评选条件。

(3)评选年龄限制的非学术性。第一届国医大师从医年限为 55 年,第二届缩短为 50 年。第二届虽然比第一届放宽了 5 年的从医年限,稍加鼓励了相对年轻的名老中医药专家参选,但仍然未改变以年龄论英雄的局限,也仍然会留给人们以年龄决定学术贡献的遗憾。这与一般评价大师应当具有的"没有年龄、性别、民族限制的人格平等原则"是相违背的。如果按此标准,67 岁的居里夫人、60 余岁的张仲景与华佗、58 岁的徐悲鸿、37 岁的凡·高、37 岁的拉斐尔等英年早逝的大师级科学家和艺术家都难以"被评为大师"。

对策研究

制定和发布可供公开评议的具有可量化的数据硬指标的《国医大师评选标准》,以保证评选出来的国医大师经得住时间的考验。

(1)该标准对评选条件的表达要更加严格和准确,具有清晰性、合理性和可量化性。

(2)该标准应包括有学术贡献、临床实践、社会影响、学术地位和从业资历等五大类信息的数据采集,使其能够较为准确地反映国医大师候选人的学术贡献度和学术影响力。

(3)该标准应具有可操作性的评价方法,以便于评委在其基础学术贡献数据(硬指标)的基础上,并可适当增加一点个人的感性认识,进行最终的投票。

2. 评选程序问题

据有关部门负责人介绍,国医大师评选实行"两审三公示"制度。经了解，虽然有这个程序，但其中最关键的评价标准、评价统计数据和投票数据并未对外公开。除了人力资源和社会保障部发的两次《关于评选首届国医大师的通知》中公开的几条评选条件以外，是否还具有在《国医大师评选管理办法（试行）》中提到的可供评委使用掌握的《国医大师评选标准》，外界并不清楚。

《国医大师评选标准》的制定和数据公开是评选程序中保证客观性、公正性和公信力的重要环节。如果没有这个标准，或已有该标准但没有将按此评选的数据、评委记名投票的情况进行公开，那么，就不可能公正地说明在116位国医大师候选人中，其最终入选的30位国医大师与86位落选者之间是如何拉开的距离。这不仅不能让86位落选者口服心服，而且难以构成一个具有公信力的评选结果和能够服众的结论，这样势必让人们难以理解有关部门组织国医大师评选是否真正期望做到公正性，是否真的具备了公信度。

对策研究

评选程序中必须有公开数据的环节。

（1）评选程序中应将按照《国医大师评选标准》采集的学术贡献数据（硬指标）进行公开。

（2）评委的投票应当是记名投票，因此应将评委的投票情况进行公开，以便于行业和社会的监督。

3. 限制从医时间的问题

第一届国医大师评选时，要求候选者从事中医药的工作时间必须在55年以上。第二届评选时则调整为50年。对包括从医年限等基本要求的规定是否可以经常变动？一届一个新规定，难以保证评选工作的严肃性。如果将从医年限规定得过长，以年龄论学术英雄，是否有利于保障学术评价中的人格平等？

对策研究

为了保证在学术评价工作中的人格平等，最好在学术贡献数据

（硬指标）评价基础上，考虑进一步放宽或完全取消从医年限的限制。由于理论研究、学术创新与专家的年龄长幼无必然的关联，而临床诊疗工作则与实践经验的时间积累有相当关系，因此可以将国医大师分为理论研究和临床应用两部分（可分别设定名称以示区别），其中仅对以临床工作为主的国医大师候选人稍加从医年限的限制，而且还不能限制得太长。例如，限制在30年或40年以上即可。而对从事理论和文化研究的则不应有时间限制，重在学术成果。

4. 评选人数问题

现已评选出的两届国医大师分别都是30位。国医大师评选的最佳人选数量，到底应该是30人，还是5人、10人为最好呢？为何一定要坚持30位呢？如果固定一个较大的评选名额，这是否有违大师的定义或评选的初衷？如何避免为了补齐固定的评选名额而滥竽充数呢？如果这些问题考虑得不周全，将直接导致评选质量的下滑。最终不仅会降低国医大师的声誉，也必然使评选活动及其评选的组织者丧失其权威性。

对策研究

（1）一次性投票。由于大师级的人数不可能是一个大数量的群体，因此必须严格控制人数。评委要严格依据国医大师评选标准的要求进行一次性投票，不能为了补齐评选名额而多次投票。

（2）最高限额。可规定每届的最高名额数，在此限额以内评选。如果没有合格的则可以宣布本届空缺。

5. 获奖者称呼的问题

有关部门负责人在介绍国医大师评选程序时，有提到过"根据公示及领导小组裁决，由领导小组组成部门联合发文确认'国医大师'人员，授予'国医大师'称号，并颁发证书"。但两届评选结果的正式发布活动却分别称为"首届国医大师表彰暨座谈会"和"第二届国医大师表彰大会"，其关键词都是"表彰"，为何不是"授予"呢？

"表彰"是表扬和嘉奖，一般用于对先进人物和事迹的表扬与奖励，号召大家向其学习和效法。"授予"是郑重地给予，一般是正式机构或权威机构将某种称号、学位发放给接受者，使其具有某种身份。与之相近的还有"任命"和"晋升"，"任命"是上级下命令任用，"晋升"是从低级职务或职称向高级别升迁。国医大师不是由有决定权的政府部门负责人直接决定任用的，也没有构成与普通专业技术职称对接的级别关系，因此可以将"任命"和"晋升"排除。

"国医大师"的称谓从字面上理解，类似教授一样的专业技术职称，或像院士一样的最高学术称号，也就是很像一个学术性头衔。如果这个理解是准确的话，国医大师评选就必须强调其所具有的非常突出的学术成就，而且已举行过的两届公布评选结果的活动，都应改称为"国医大师晋升大会"，或"国医大师授予大会"。然而，两届国医大师评选结果活动都称为"国医大师表彰会"，其关键词都是"表彰"。

在第一届国医大师评选时，有关部门负责人就宣称："国医大师是全国中医药战线千千万万工作者中的杰出代表和优秀楷模。"而在涉及国医大师享受的待遇时，则有资料显示，"国医大师享受省部级先进工作者和劳动模范待遇"。由此看来，评选出来的国医大师的真实性质，实际上就相当于"中医药行业的省部级劳模"。既然是劳模性质，就与具有学术头衔的"学术大师"不是一回事了。据此，有关部门组织的"国医大师表彰大会"，用"表彰"来反映评选活动的意义、性质和目的，则是合适的和准确的。然而，更像专业技术头衔的"国医大师"称谓，是否留下了值得进一步研究和纠正的空间呢？

对策研究

国医大师评选体现了我国政府对中医药事业发展的高度重视，有助于促进中医药人才成长和弘扬中医药文化。要做好这项评选工作，

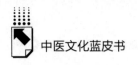

不仅必须保证评选结果客观公正，而且应使评选活动名副其实。为此提出两项解决方案。

方案一：如果有关部门将国医大师评选定位在学术贡献上，此头衔就是代表学术最高成就的荣誉。那么，就必须制定一套严格的学术贡献评价体系，即《国医大师评选标准》。整个评选活动必须贯穿学术的评判，突出候选人的学术成就和临床诊疗水平，而且必须公开透明。对采集到的国医大师候选人的基本资料、学术贡献数据（硬指标）和评委依据评选标准做出的投票情况，都必须及时地公之于众。同时，公布每届国医大师评选结果的活动应改称为"国医大师晋升大会"或"国医大师授予大会"。

方案二：如果有关部门将国医大师评选定位在先进工作者或劳动模范，国医大师这个头衔就不合适了。因此，国医大师这个称呼就必须改，可改为"全国中医劳动模范"、"全国中医先进工作者"等；也可以像文化部的华表奖一样按政府奖来授予，例如"国家岐黄奖"、"国家华佗奖"、"国家中医华表奖"等；还可以像电影金鸡奖和百花奖一样，分别由专家和民众投票，例如将专业的奖项定名为"国家岐黄终身荣誉奖"或"国家华佗终身荣誉奖"等，将民众投票的奖项定名为"中医百花奖"等。

6. 获奖后的工作问题

国医大师获得者都是高龄者和寿星，早已退休多年。然而，一朝获得如此殊荣以后，加之当地媒体的宣传，患者蜂拥而来，各种社会活动也突然增多，必然在很多方面改变新晋国医大师的生活和工作状态。

一是名誉上的压力。政府评选国医大师充分反映了国家对中医药事业的重视，但在评选后是否对国医大师的后续维护有所考虑？或是否采取了必要的保护措施？国医大师不同于艺术大师，被誉为大师的艺术家，无论他创作出什么样的作品，你可以不喜欢，但你不能否定他的艺术价值。也就是说对艺术大师采取的是一种开放式的、多向性的、宽容性的评判标准。而国医大师进行临床诊疗活动的评判标准却只有单一的标准，这就是疗效。

评选出来的两届国医大师不少都是在国内知名度很高的中医临床大家，他们不仅医德高尚、医术精湛、临床疗效好，而且在行业内具有很大的影响力，可以说在中医人和患者心中的权威性甚至比院士还大。但即使如此，国医大师在临床诊疗中，也不可能都取得绝对好的或百分之百的疗效。患者对国医大师的期望值非常高，可能还会误认为国医大师都是"神医"。因此，这很容易让未取得较满意疗效的患者或患者家属失望，在其失望之余可能就会对国医大师的诊疗水平产生质疑、予以否定，甚至贬损。如果遇到此种情况，我们应该如何做好与患者或患者家属的沟通和解释呢？

二是门诊量上的压力。除了部分因身体不好早已退出临床第一线的国医大师以外，还有不少仍然坚持临床诊疗工作的国医大师，他们在被评为国医大师之前的患者本来就多，而在被评上以后，又增加了更多慕名前来求治的患者，甚至还要满足来自不同关系渠道的诊疗需求，这就大大增加了大师们的工作量，使他们常常处于极度劳累之中。国医大师毕竟都年事已高，过量的工作压力不仅不利于他们的健康，也不能使他们保持头脑清醒的良好工作状态。那么，我们应当如何更加细致、谨慎地安排好他们的工作量，并最大限度确保他们的健康呢？

三是应酬上的压力。有些老中医药专家在被评为国医大师之前，就经常有频繁的社会活动和各种应酬，而有些常专注于做学问、搞临床、平常没有太多社会活动的老专家，当上国医大师后，则明显增加了很多社会应酬活动。如果有请必去则显然精力和时间不够，而不去则似乎又有伤邀请者的热情和面子，特别是一些有重要领导出场的活动，更是使国医大师们处于两难之境。因此，我们是否应当在应酬安

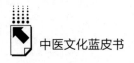

排上给国医大师制定几条有效的具有保护性的管理措施呢？

对策研究

国医大师所在的医疗单位和媒体在对外宣传国医大师时，必须注意实事求是、科学严谨地进行宣传，切忌夸大其词和过分渲染，更不宜使用所谓历史上祖传的夸张性"赞誉"和吹嘘性"名头"，否则不仅会砸了国医大师的金字招牌，也会有损中医药形象；必须注意保护国医大师的身体健康，在门诊量上必须采取严格的控制措施，不能随意加号，要保证其按时下班；制定国医大师参加社会活动的管理办法，并由国医大师工作室负责统筹安排。

管理好国医大师的临床工作量和参加社会活动的范围与次数，不仅有利于保障国医大师的身体健康，而且能避免过量工作和到处活动带来的负面影响。因此，除了特别重大的活动，一般不宜过多邀请国医大师出席各种社会活动。

（张玲华、干永和协助部分数据统计，特此致谢）

B.9
北京市中医药专业人员
文化素养的调研

王 晨 李婧昳*

摘 要： 影响中医药成才的一个重要因素就是中国传统文化的
素养。本报告基于对20余家北京中医医疗机构就中
国传统文化素养进行的问卷调研与分析，初步了解了
北京中医药专业人员的中国传统文化素养，同时发现
了其中存在的不足。中医药专业人员必须明确的是，
增强中国传统文化素养的目的是强化中医药思想观念
和认知思维，以不断提高中医临床疗效和养生水平。

关键词： 中医药文化 文化素养 知识结构

中医药是在中国传统文化的土壤中孕育出来的一种独具特色的医
药学，曾经为中华民族的繁衍昌盛做出过巨大贡献，至今仍然在我国
医药卫生事业中发挥着不可替代的作用。从中医药的几千年历史看，
中医药发展的基本模式就是继承和发扬。继承是中医药发展的基础，
发扬是中医药发展的目的。要做好继承和发扬的工作，关键是要有合

---

* 王晨，硕士，中药师，北京中医药大学中医药文化研究与传播中心办公室主任，研究方向：
中医文化；李婧昳，北京中医药大学中医药文化研究与传播中心，研究方向：中医药文化传
播。

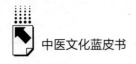

格的中医药人才，而影响中医药成才的一个重要因素就是中国传统文化的素养。

为了解北京市中医药人才队伍的中医药文化素养的现状，更好地促进北京市中医药人才队伍的整体成长，我们在北京市部分中医药机构做了一次调研，现将有关情况分析如下。

一　中医药文化素养

（一）中医药文化

中医药文化是中国人对生命、健康和疾病所特有的智慧成果和实践的概括，包括认知思维模式、对生与死的价值观、健康理念、医患关系、诊疗方式、养生方式、生活方式、药物处方和运行体制等知识体系和医疗服务体系。①

中国传统文化源远流长、博大精深。在社会经济还十分落后的远古时期，中国人的祖先就创造了具有深奥哲理的思想，能够在相当程度上揭示大自然变化规律的各种学说和知识，以及很多令现代人都难以认识和复制的技术成就。例如，在先秦诸子时代，中医药学已有伏羲制九针、神农尝本草、素女脉学与黄老养生世医等古代医药文明的产生。中医药文化是中国传统文化的重要组成部分，也是中国传统文化在自然领域唯一延续至今仍然在发挥作用的一个知识体系和一个行业。因此，被习近平总书记称为"打开中华文明宝库的钥匙"。

如果按照"文化的本质就是人类化"来理解，那么中医的一切都应属于中医文化，然而这样却让人难以把握和操作。因此，我们必

---

① 毛嘉陵主编《走进中医》，中国中医药出版社，2013，第57页。

须抓住中医文化的关键，也就是中医文化的三大核心来认识中医药文化，并以此来提升中医药文化素养。中医药文化的三大核心包括：核心观念是天人合一、和谐共生；核心思维模式是象思维、直觉思维、模糊思维等；核心行为准则是道法自然、以平为期。[①]

（二）中医药文化素养

中医药学是在中国传统文化背景下产生的医药知识体系，其气一元论、阴阳学说、五行学说、天人合一等学术理论体系都受到了中国古代哲学、宗教、天文、气象、地学等的深刻影响。例如，天人合一既是中华传统文化认识世界的重要观念，也是中医药文化最核心的思想观念，主张从整体去认识世界，强调物我一体。因此，中医药在认识人的生理问题和调控人的病理状态时都十分重视自然和社会方面的影响因素。

中医最早的学术理论著作《黄帝内经》在谈到为医之道时指出："夫道者，上知天文，下知地理，中知人事。"只要我们翻阅《黄帝内经》，就能发现该书一半以上的内容涉及阴阳、五行、天文、地理、气象、历法等古代多学科知识。《内经》中的一些术语和观点，多来源于远古以来的生活劳动实践以及当时的文化典籍。

从中国古代医学重大成就中也不难发现，做出这些学术贡献的中国古代医家，基本上都是具有深厚的中国传统文化根基、知识渊博的大家，他们不仅精通医理，而且通晓中国古代天文地理、气象历法、军事、历史、语言文字以及哲学等深厚的文化修养和多方面的知识基础。例如，华佗对天文地理无所不知，张仲景知晓天文历法及易道，皇甫谧博学精通易道及天文地理，孙思邈精通老庄道学，葛洪博览典籍，李东垣有深厚的先秦宋明哲学理论基础，朱丹

---

① 毛嘉陵主编《走进中医》，中国中医药出版社，2013，第57页。

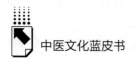

溪精研儒道经典，张景岳精通宋明理学以及天文、音律和兵法之学等。

以上所涉及的无论是天文、气象、地理、自然，还是人事、社会，归根结底是一种整体观，一种强调"天人合一"的认识论。因此，中医药文化素养的关键，还是在于对中医药文化三大核心的把握。通过对历代医家文化素养的研究，总结出有助于提升中医药专业人员文化素养的六大要素。

（1）信念素养：中医药工作不是那种养家糊口的普通工作，而是普救天下疾苦、济世救人的一个崇高事业，更是一种人生信仰。只有提高到这个认识程度，才可能真正耐得住寂寞、潜得下心来做救人救命的学问，默默地为患者的健康奉献出自己的聪明才智。

（2）品德素养："大医精诚"的"诚"，就是指要具有高尚的品德修养，必须具备高尚的医德、良好的学风和博爱善良之心，要淡泊名利、诚实、敬业、勤奋、不造假。中医师不仅需要具备治病救人的精湛医术，更要具有高尚的道德风范和强烈的社会责任感，才能完整体现中医文化的精神。

（3）思维素养：中医药文化从整体认知人体的生命、健康和疾病，中医的认知思维决定着中医辨证施治的成败，因此必须培养和具备从事中医药工作的中医思维。

（4）古文素养：中医药学产生于中国古代，其学术发展的鼎盛时期也在古代，中医药文献都是用古文写成的。因此，要学习中医经典，掌握其精微深奥的理论和对临床技能运用自如，达到承前启后、发掘创新的目的，就必须具有良好的古文基础，包括对古文字以及古代语言的表达方式的认识和理解。俗话说："读书百篇，其义自见。"因此，不仅要能读经典、理解经典，而且对一些重要的经典段落还必须能够熟练地背诵，在实际应用时才能够脱口而出。

（5）心理素养：很多疾病的发生包括身与心两方面的因素，医生在诊疗疾病时就需要从身心两方面去了解患者的状况。医生在面对患者时也需要有良好的心理沟通和交际能力，要从心理角度安慰患者，消除病人的心理负担，甚至有时还需要对家属进行必要的安抚。因此心理素养对于一个好中医师来说也是很重要的。

（6）艺术素养：历史上但凡有成就的医学家，大多有相当的文学造诣。古有"文人学医，瓮中捉鳖"之说。作为一个中医师，不仅要理解和掌握中医古籍，也需要广泛涉猎其他文学作品，以拓宽视野，提升内涵。现代科学研究表明，音乐和书法都与人体的健康有关，中医五行中涉及五音与人体的关系，书写汉字是右脑思维，练习书法有助于右脑运动和中医思维的训练。可见，培养一些中国传统艺术的兴趣，有助于中医思维的形成。

二　中医药文化素养调研分析

2014年12月，本课题组对北京市中医医疗机构的中医药专业人员进行了一次有关中医药文化素养的调研，主要侧重于了解北京市中医药专业人员的文化素养以及对传统文化知识的兴趣。本调查共在22所北京市中医医疗机构的350位中医药专业人员中进行调查，现将调研情况分析如下。

（一）受访者的基本情况

受访者的学历，专科占11.7%，本科占45.8%，硕士占33.9%，博士占8.6%。在以上受访者中，本科以上学历者占有绝大多数，为88.3%，从学历构成上具有代表性，可以反映北京市中高端学历中医药专业人员的基本文化素养。

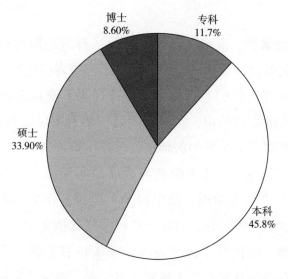

图1　学历统计

受访者中，中医师占62.6%，中药师占5.5%，中西医结合医师占13.6%，中医护理人员10.7%，另外还有少量西医师、检验师、康复师等职业。在中医药专业队伍中，中医药文化与中医师的关联性更多一些，中药师和中西医结合医师更偏向于现代技术的应用。本次调查对象中，中医师占了一半以上，基本上符合现状，具有参考价值。如果下面的调查数据出现诸如显示文化素养不高之情况，则与以上职业构成有关。

受访者中，初级职称占34.6%，中级职称37.8%，副高级职称19.1%，正高级职称8.5%。中级职称以上者占有65.4%，可以代表北京市中高级职称中医药专业人员的情况。

受访者中，院领导占0.8%，科室负责人占23.7%，无行政职务的医师占72.2%。

受访者中，从医五年以下者占31.6%，从医6～9年者占16.5%，从医10～15年者占15.3%，从医16～19年者占10.7%，从医20～29年者占17.4%，30年以上者占8.5%。受访者中，从医

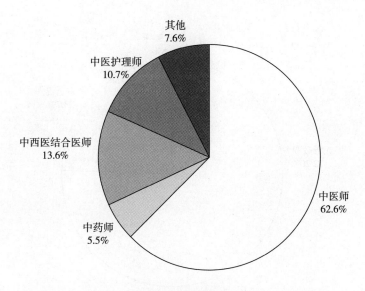

图2 职业统计

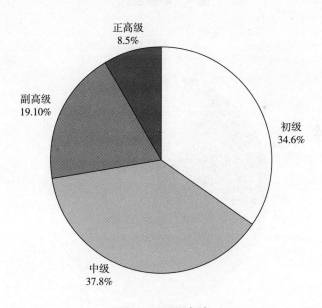

图3 职称统计

6年以上者占有68.4%，占有一半多。也就是说，受访者基本上具有一定的临床实践经验。

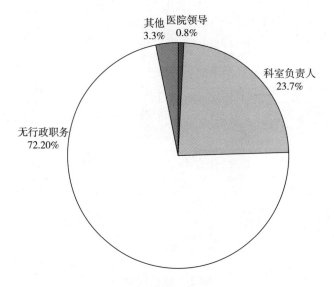

图4 职务统计

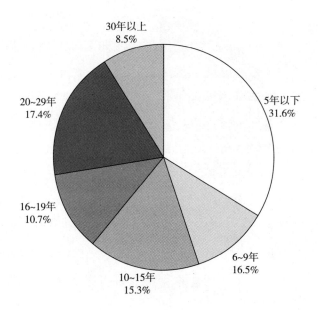

图5 从医年限统计

（二）中医药信息知识的获取情况

（1）中医药专业图书：经常占52.4%，偶尔占37.8%，没有占9.8%。

（2）中医药专业学术杂志：经常占43.3%，偶尔占48.5%，没有占8.2%。

（3）中医药专业网站：经常占39.4%，偶尔占47.8%，没有占12.8%。

（4）中医药学术会议：经常占34.1%，偶尔占51.2%，没有占14.7%。

（5）中医药行业报纸：经常占31.4%，偶尔占47.9%，没有占20.7%。

（6）中医药科普书刊：经常占22.9%，偶尔占52.7%，没有占24.4%。

图书是一种能够较为系统地提供成熟知识的信息载体，无论学生还是专家所获得的系统知识主要来源于图书。从事中医药工作应当养成终身孜孜不倦的治学态度和习惯，要活到老学到老，从以上调查数据来看，北京中医专业人员只有52.4%经常阅读中医药专业图书，甚至还有9.8%没有阅读。可见，提倡长期阅读中医专业图书是很有必要的。

学术期刊代表着最新的学术研究进展和最前沿的学术探索，任何一个研究领域都不能忽视从学术期刊中获取最新的学术信息。然而，从以上调查中发现，北京中医药专业人员中仅有43.3%经常查阅学术期刊。当然，这与中医药学术创新发展缓慢、缺乏突破性的进展有关，也就是说看不看似乎对自己的工作影响不大。此外，这些年来很多专业人员为了评职称，急于发表论文，出现不少东拼西凑、数据造假的现象，而致论文质量下降，以至于大家对学术期刊已没有多少兴

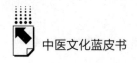
趣，所以经常阅读学术期刊的不足一半的人数。

当今互联网时代，本应充分利用网络来传播和获取对中医药学术研究有用的信息，但从调查的数据来看，经常访问中医药专业网站的也仅有39.4%。网络上的中医药信息的情况大致与学术期刊的问题一样，没有让中医药专业人员有从中获取信息的吸引力，而做课题的研究人员则主要上学术资源数据库方面的网站。

其他几项调查数据都呈现低阅读率和低利用率，限于篇幅，在此就不进行评价了。

（三）中医药信息和知识兴趣点

（1）中医药临床思维方法：经常占53.3%，偶尔占38.2%，没有占8.5%。

（2）中医药诊疗新技术新成果：经常占50.6%，偶尔占38.9%，没有占10.5%。

（3）与名老中医有关的新闻、学术报道：经常占49.7%，偶尔占41.1%，没有占9.2%。

（4）中医药新理论新概念：经常占48%，偶尔占42.3%，没有占9.7%。

（5）中医药科研新思路：经常占44%，偶尔占43.1%，没有占12.9%。

（6）中医药新政策新法规：经常占38.3%，偶尔占50.2%，没有占11.5%。

（7）中医药文史知识：经常占34.1%，偶尔占53.4%，没有占12.5%。

（8）热点新闻的深度分析：经常占33.5%，偶尔占48.8%，没有占17.7%。

以上调查数据显示，中医药专业人员对中医药临床思维方法最感

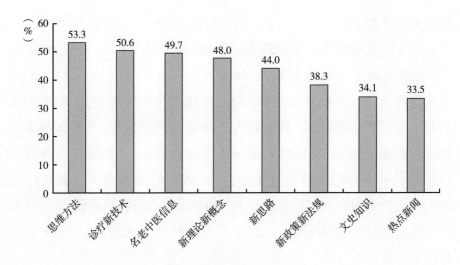

图6　知识兴趣点统计

兴趣，说明大家对中医药思维保持着较高的重视程度。然而真正有价值的临床思维方面的信息并不多，这提示我们要尽快加强中医临床思维的总结、研究和培训。其次是与中医药诊疗有关的新技术新成果，再其次是与名老中医有关的新闻和学术报道，以及中医统一新理论、新概念。由此可见，中医药专业人员的阅读兴趣多与自身的业务工作紧密相关，而与业务无直接关系的信息与知识，则不属于经常阅读的范畴，这带有较明显的功利性。

在以上调查中，关注点最低的是热点新闻的深度分析，只有33.5％的人经常看中医药新闻。这种情况一方面原因是行业新闻量有限，能够真正吸引眼球的大新闻、热点新闻并不多；另一方面也与中医药媒体报道中缺乏对中医药专业人员关注点的深入研究，更缺乏提供针对性强的专业新闻产品。这些情况值得中医药专业媒体重视。

（四）必读的中医药古籍

北京中医药专业人员普遍重视中医药古籍，他们对必读中医药古

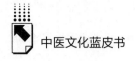

籍的关注度如下：

93%的人选择了《黄帝内经》，87%的人选择了《伤寒杂病论》，77%的人选择了《金匮要略》，60%的人选择了《温病条辨》，54%的人选择了《汤头歌诀》，48%的人选择了《本草纲目》，43%的人选择了《神农本草经》，41%的人选择了《濒湖脉学》，38%的人选择了《丹溪心法》，38%的人选择了《药性歌括》，33%的人选择了《难经》，31%的人选择了《千金方》，30%的人选择了《温热论》，29%的人选择了《针灸甲乙经》，26%的人选择了《景岳全书》，25%的人选择了《脾胃论》，21%的人选择了《瘟疫论》，13%的人选择了《医学三字经》。

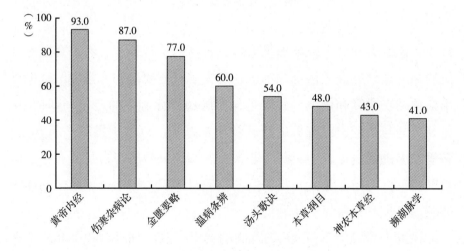

图7　中医药古籍关注度统计

从调查结果上看，《黄帝内经》高居榜首，成为中医药专业人员公认最应该读的中医古籍，这是该书作为最早的中医药文献之一和最核心的中医药理论著作的地位所决定的，这些学术理论至今仍发挥着重要作用，影响着中医药的学术研究，指导着中医药的临床诊疗活动；张仲景的《伤寒杂病论》、《金匮要略》紧随其后，这与其作为中医药最重要的临床诊疗规范性著作有关，可以说该书就是中医辨证施治的一个最权威的标准；《温病条辨》、《汤头歌诀》也获得了半数以上受访者的青睐；《脾胃论》、《瘟疫论》、《温热论》等相对专科一些的古籍则阅读量较少；而与《内经》和《伤寒》同样位列中医四大经典的《神农本草经》和《难经》则远不如前两部经典受到中医药专业人员的重视。以上调查反映出北京中医药专业人员对中医药重要古籍的基本态度，基本上能够准确把握。

孙思邈认为"不读五经，不知有仁义之道；不读二史，不知有古今之事；不读诸子，睹事则不能默而视之；不读内经，则不知有慈悲喜舍之德"。以上有些关注较少的古籍，除了与其本身的学术价值有关以外，可能也与被访者在临床工作中所遇到的患者情况或北京地域有关。当然，也与问卷本身需要被访者列出轻重度有关。但无论怎样，中医药专业人员如果只关注与自身业务直接相关的信息，而忽视能够间接提高自己学识的知识的获取，必然会影响自己知识结构的合理构成，也必然不利于中医药文化素养的养成。因此，除了《黄帝内经》、《伤寒杂病论》以外，对中医药重要古籍应当尽量地多读、多学和多理解。

（五）在对中医经典医籍掌握情况的调查

（1）《黄帝内经》：4%的人表示可以非常熟练地掌握，38%的人表示可以熟练掌握，40%的人表示能够一般掌握，18%的人表示完全记不住。

（2）《伤寒杂病论》：4%的人表示可以非常熟练地掌握，40%的人表示可以熟练掌握，38%的人表示能够一般掌握，18%的人表示完全记不住。

（3）《金匮要略》：2%的人表示可以非常熟练地掌握，31%的人表示可以熟练掌握，44%的人表示能够一般掌握，23%的人表示完全

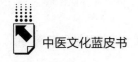

记不住。

(4)《温病条辨》：2%的人表示可以非常熟练地掌握，26%的人表示可以熟练掌握，42%的人表示能够一般掌握，30%的人表示完全记不住。

(5)《温热论》：2%的人表示可以非常熟练地掌握，17%的人表示可以熟练掌握，39%的人表示能够一般掌握，42%的人表示完全记不住。

从以上对中医药经典掌握情况的调查数据看，仅有2%～4%的中医药专业人员敢于自我评价能够深刻地理解和非常熟练地掌握书中的学术理论和治疗方法，17%～40%的人表示能够熟练地掌握，也就是说仅有不到一半的人能够较好地掌握。甚至还有18%～42%的人表示完全记不住。也许有很多被访者谦虚的因素，但现实中中医药在整个医疗市场中的份额逐渐萎缩，与不少中医师的疗效不尽如人意是否有关呢？而中医师的临床水平与其是否熟练掌握中医经典中的学术理论有没有关系呢？古代的名医暂且不说，近现代一些中医药大家对经典都非常熟悉，可以用倒背如流来形容。国医大师朱良春的弟子、中国中医科学院"文革"后首批招收的研究生何绍奇，曾经参与一本中医学术著作的编写，没带任何参考资料，空着手就去了，在写作中引经据典，随手拈来，其他人都担心有没有误漏，结果后来一一核实，全部都是正确的。

在国家规定的五年制中医药教材中，只有《内经讲义》、《伤寒讲义》和《金匮讲义》，《温病条辨》、《温热论》这两部经典则并不在如今的中医专业学生的必修教材中，只作为选修课内容，或由学生自行选读。况且，《黄帝内经》、《伤寒杂病论》、《金匮要略》都不要求通读，仅仅是选讲。如此便不难理解这几部经典在中医药专业人员中掌握程度的差异。必考的书目必学必读，不考的科目选读或不读，必然会让学生产生功利的学习态度，试想，患者的疾病是否是按照教材的必修和选修的轻重主次来发病的？

如果说学生时代课业繁重，无暇关注必修以外的中医经典，那么参加工作之后是否根据临床工作的需要再多读几部中医经典呢？从调查结果来看，答案是否定的。除此以外，大学时代可以熟练掌握的内容随着时间的流逝，变成了一般掌握或者基本忘记也是情理之中。加之现代中医医疗机构学西医的分科，分得非常细，这也使中医师的知识面萎缩，但又并未像西医的分科那样能够深入下去。

中医的四大经典曾经是几十年前中医药院校必学必考的科目，而如今的教材改革和变更使得现在的中医学生对于中医经典的掌握情况大不如前，作为日后中医药行业的主力军，年轻的一代中医人是否应该自我反思，严于律己，在阅读上少些功利的因素，多些淡泊与虔诚，不仅是为自己的学业成长，也是为整个中医药行业的未来。中医人必须读好万卷书、走好万里路，才能以精湛的医术服务于患者。

（六）对中医方剂掌握的情况

中医师对方剂掌握情况的调查数据显示，能够熟练记忆和运用 500 首以上的占总数的 15% 左右，300~499 首为 15%、200~299 首为 30%，51~199 首为 20%，50 首以下的占 20%。从这个数据来看，北京中医药专业人员熟练掌握方剂的情况还是非常好的，甚至还有 15% 的人能够掌握 500 首以上的方剂，从现代中医药队伍的现状来看还是相当惊人的。

方剂是中医临床用药的主要表现形式和重要手段，也是中医药学理、法、方、药的一个重要环节。方剂是在辨证立法的基础上选药配伍组成的，其配伍规律有着深刻的科学内涵。"方以药成"、"方从法出"、"法随证立"，说明了方剂的来源及二者之间的关系是互相为

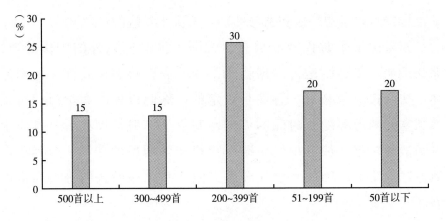

图8　方剂熟练程度统计

用、密不可分的，反映了中医药学从实践到理论，又以理论指导实践的发展过程。在《中医方剂学》中共收录有方剂300余首，其中应掌握一级方剂（代表性强，临床使用频率高者）103首；熟悉二级方剂（有一定代表性，临床亦常使用者）60首；了解三级方剂（代表性不强，临床不经常使用者）31首。如果按照这个标准来看，北京80%的中医药专业人员都能熟练掌握50首以上的方剂，属于完全达标。但是，还有20%的人承认仅掌握了50首以下的方剂。当然，也有的名中医由于治疗疾病的种类局限，经常使用、或熟练使用的可能也就十几、二十个方剂。从这个角度来看，掌握方剂数量的多少似乎问题不大，但要成为一个高水平的临床大家，熟练掌握和运用尽量多的方剂，肯定是大有益处的。

（七）对中国传统文化的兴趣

对中国传统文化中棋琴书画等兴趣的调查显示，北京中医药专业人员对中国的传统音乐、中国象棋、围棋、诗词、中国书法、中国画等传统文化知识都有一定的了解和掌握。其中：

对中国传统音乐很喜欢的占12.9%，喜欢的占38%，不喜欢的占 11.02%，会演奏中国传统乐器的有 11 人。喜欢以上的人数占 50.9%。

对中国象棋很喜欢的占 3.8%，喜欢的占 17.56%，不喜欢的占 26.55%。喜欢以上的人数占 21.36%。

对围棋很喜欢的占 2.2%，喜欢的占 11%，不喜欢的占 34%。喜欢以上的人数占 13.2%。

对诗词很喜欢的占 9.8%，喜欢的占 37%，不喜欢的占 7.4%。喜欢以上的人数占 46.8%。能背诵 10 首诗词的有 102 人，能背诵 11~50 首诗词的有 42 人，能背诵 51~100 首诗词的有 6 人，能背诵 200 首诗词的有 1 人，能背诵 300 首以上的有 1 人。

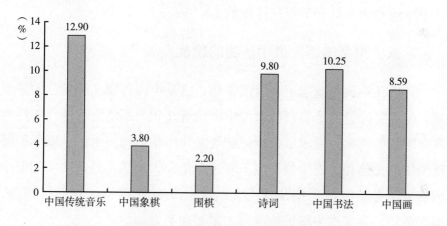

图 9　对中国传统文化的兴趣

对中国书法很喜欢的占 10.25%，喜欢的占 29.58%，不喜欢的占 1.5%。喜欢以上的人数占 39.83%。

对中国画很喜欢的占 8.59%，喜欢的占 29.95%，不喜欢的占 0.9%。喜欢以上的人数占 38.54%。

从以上数据看，北京中医药专业人员对中国传统文化最喜欢程度排在前三名的是中国传统音乐（12.9%）、中国书法（10.25%）和诗词（9.8%），这三项传统艺术也正是中国传统文化中影响最大的标志性项目。而且在喜欢以上的人数中，中国传统音乐有 50.9%，诗词有 46.8％，中国书法有 39.83％。比较有趣的是，中国传统音乐虽然在最受欢迎中排在第一，却有 11.02％ 的人不喜欢。诗词也有 7.4％ 的人不喜欢。中国象棋和围棋是喜欢人数最少的，围棋仅占 2.2％，而在最不喜欢的人数中又是最多的，围棋高达 34％。在不喜欢的人数中，最少的是中国画和中国书法，这从整体上反映了中国书法和绘画是最受欢迎的中国传统文化艺术。以上中国传统文化项目都可以从不同的角度和不同的程度，影响着或有助于中医思维的形成，特别是有助于静养和右脑锻炼的中国书法，有助于整体思维布局的围棋，有助于调节大脑和培养中国式文人情趣的中国传统音乐，都是值得中医药专业人员去学习和体验的。

（八）国学能否促进中医药的现代发展

最近几年国内掀起了一股国学热，这是中国传统文化复苏的好景象，但需要注意的是要理性对待中国传统文化，不能盲目地、狂热地渲染国学。应充分肯定二十世纪初新文化运动的历史价值，既不能贬低国学的文化和历史价值，也不能过分地夸大国学在处理现实问题中的价值。必须坚持"中华优秀传统文化"的正确提法，弘扬精华，扬弃糟粕，为实现中华民族的伟大复兴而努力。

国学到底能对中医的现代发展起到什么作用呢？本课题对北京中医药专业人员进行了涉及国学认识的调研。

认为国学能够在中医药现代发展中起到重要作用的人占 15.4％，有一定作用的占 39.56％，没有作用的占 12.3％，另有 32.74％ 未表态。

从以上数据中看出，认为国学对中医有重要作用和有作用的共占 54.96％，正好有一半的人数，但这其中又有多少人明白国学对中医药的现代生存和发展到底有多大的作用？又是在哪些方面有作用？由于本次问卷没有涉及此类问题，因而本次研究尚不能为大家做出回答。近年来，涉及国学与中医的研究中更多的是陶醉在其博大精深之

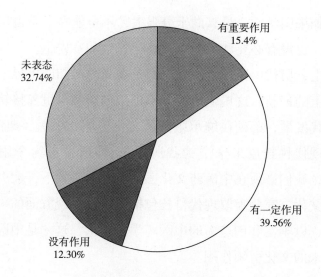

图10　对国学认知

中，事实上并未将此类问题搞清楚，当然也更不可能研究透彻了。

中医药学术的发展，离不开对中医药经典的研究。要加强中医经典工作，就离不开中医文献、医古文、医史等与国学有关的基础性工作，但这些只是打开中医文化宝库的一种工具（一把钥匙），而不是最重要的中医药文化核心。如果我们的目的性不明确，思路不清楚，即使进入中医文化宝库，也不知道最应当获得什么、怎么去获得、获得后又该怎样利用。整天陶醉在汗牛充栋的古籍文献中，只不过是重复古人的话语，与文化创新无关。因此，我们必须牢牢把握中医药文化的三大核心，才能在充分利用好国学资源的基础上，搞好中医药的继承工作，实现中医药科学文化的创新。

不可否认，中医药需要从国学等中国传统文化中吸取营养，但在现代科技文明背景下，仅仅靠国学已很难支撑中医再创辉煌。因此，我们必须清醒地认识到，国学仅仅是中医药文化继承工作中的一种重要资源，对培养中医药文化精神和巩固中医药文化信念具有一定作用，但对中医药文化创新并不具有决定性的作用。举一个不一定恰当

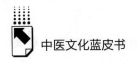

的比喻：如果国学的力量真的十分强大，不可能在二十世纪初发生新文化运动，也没有必要和可能去呼唤德先生和赛先生。

事实上，历代中医学术的发展都是在当时所知的世界上最高学术成果基础上的创新，这说明中医并不拒绝创新和与世界接轨。要促进中医的现代发展，必须在继承中医药文化传统和中医经典的基础上，充分利用现代科技成果来"为我所用"，即所谓古为今用、洋为中用。因此，我们必须在中医药文化三大核心的引领下，大力弘扬中华优秀传统文化，充分吸取现代科技包括西医在微观方面的一切可以利用的成就，以丰富和创造新的中医药学术理论，这才是中医药文化应当体现出来的文化引领作用。

三　提升中医药文化素养的建议

要想成为一名优秀的中医师，首先就必须具备深厚的中国传统文化素养。要像中国古代名医那样，不仅要精通医理，而且要注重中国传统文化的修养。根据以上对中医药文化三大核心的解读，我们应当明确的是，加强中医药文化并非仅仅陶醉在古文献的美文和名医传奇之中，而是必须有助于树立正确的中医药文化思想观念和价值观，掌握正确的中医药思维方法，采取正确的中医药行为准则和方式，最终达到不断提高中医临床疗效和中医养生品质的目的。

下面主要从两大方面提出增强中医专业人员的中医药文化素养的建议。

（一）个人提高修养的方法

1. 追求事业理想

中医药专业人员所从事的是与人的健康和生命有关的神圣职业，而不是一般的养家糊口的工作。正如医圣张仲景陶醉于中医的妙景那样："上以疗君亲之疾，下以救贫贱之厄，中以保身长全，以养其生。"因此，我们既然投身到中医药行业，首先就必须树立济世救人的远大志向，要有博爱慈悲之心，坚持职业操守，培养敬业精神，为人类健康事业而努力奋斗。

2. 培养科学观念

人类认知世界主要有两大路径，一种是从宏观整体的路径，另一种是从微观局部的路径，它们都能获得正确的认知结果。只是由于认识角度和表述方式的不同，所形成的科学知识体系才各具特色和优势。中医药是在中国传统文化背景下形成的一种从整体认识人体生理病理变化和生死的医药科学文化知识体系，在认识疾病上主张并强调"天人合一"整体观，在临床治疗上则坚持"调和阴阳，以平为期"，这也是从事中医药工作必须坚持的最基本的科学学术底线。可见，从事中医药工作，如果能从人类认知路径的角度来认识中医药的科学性，就能树立起正确的中医药科学观念，更有信心从事中医药工作。

3. 加强思维训练

中医药属于东方文化思维，强调整体观，从整体、全局、与周边环境的关系等角度去认知人体的生命活动与疾病，其关注点主要在类别、属性、时间性、功能状态等。中医药专业人员要培养中医思维，却一直没有系统的、成熟的训练方法。长期以来采取的方法是对中医经典著作和与中国传统文化相关典籍进行泛泛地学习，要求多阅读、强记忆、勤思考、深理解，但这种方法的效率并不高，所以一般认为需要终身的努力才能逐渐养成，但往往是耗费了大量的时间和精力，穷其终身也有可能不得法、不入门。很多人并不清楚什么是中医的思维，因而从汗牛充栋的古代文献中去盲目阅读，也未必就一定能培养出中医思维。北京中医药大学中医药文化研究与传播中心提出的中医药文化三大核心，指出了中医药文化最主要的思维方式就是象思维、灵性思维、模糊思维等，也包括有逻辑思维。加强中医思维训练，主

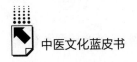

要是不断强化象思维、灵性思维、模糊思维的养成。为此，该中心正着手此方面的探索性研发。

4. 调整知识结构

知识结构指个人所掌握的知识构成情况。现代中医药专业人员在中小学建立的以数学、物理、化学、生物为主的知识结构，并不完全适合学习中医。中医药学属于典型的中国传统科学文化知识体系中的应用学科，其学术理论的形成必然会依赖于中国古代科技、人文哲学等中国传统科学文化知识体系。中医药学术的发展曾受到中国古代的儒、道、释等人文哲学宗教思想的深刻影响，也从中国古代天文、地学、算学、气象等自然学科中吸取过营养。

因此，中医药专业人员除了要具备坚实的中医药学术理论知识以外，还必须兼容并蓄，广泛涉猎，不断学习与中医药学术有关的中国古代的哲学、文学、历史、军事、书法、音乐等科学文化知识。特别要注意从古人的智慧中，汲取和领悟中医的观念，丰富自己的学养，能够更容易进入中医的思维状态中，学会和灵活运用中医的思维方式，加深对中医学术内涵的理解。在学习中要博闻强记，灵活应用，尽量深入中医经典著作的"语境"中去理解和思考。要学会像中国古代医学家那样"思考"，最有效的方式就是在"读懂"医古文的基础上，还必须"熟背"中医经典中的名篇、名段和名句。此外，作为一个现代的中医药专业人员，还必须不断地学习现代科学文化知识，以促进中医药的现代化发展。

5. 陶冶个人情操

中国古代文人有琴、棋、书、画、诗、酒、花、香、茶等九大雅事，这不仅能够使文人享受雅致的生活，更能陶冶文人的情操。特别是书法、品茗、赏花、香熏等更能调节文人的思维状态，培养脱俗的个人气质。中医药专业人员应当具有中国古代文人的情趣和情怀，只有心静下来了，消除世俗功利带来的浮躁，才能真正培养出博爱的慈悲心，以赤子之心和精湛之技悬壶济世，以助患者恢复健康。

6. 明确奋斗方向

根据唐代大医孙思邈的《大医精诚》，重新分类整理出中医师迈向苍生大医这个崇高目标奋斗的七个重要的进阶步骤，以下均采取原文。

第1步：临诊前要调整好心态。凡大医治病，必当安神定志。

第2步：要有博爱思想和同情心。无欲无求，先发大慈恻隐之心，誓愿普救含灵之苦；若有疾厄来求救者，不得问其贵贱贫富，长幼妍媸，怨亲善友，华夷愚智，普同一等，皆如至亲之想；见彼苦恼，若己有之，深心凄怆。

第3步：要胆大心细，谨慎施术。省病诊疾，至意深心。详察形候，纤毫勿失。处判针药，无得参差；唯用心精微者，始可与言于兹矣。

第4步：要廉洁无私，救治患者。勿避险巇，昼夜寒暑，饥渴疲劳，一心赴救，无作工夫形迹之心；所以医人不得恃己所长，专心经略财物，但作救苦之心，于冥运道中，自感多福者耳；又到病家，纵绮罗满目，勿左右顾盼；丝竹凑耳，无得似有所娱；珍馐迭荐，食如无味；醽醁兼陈，看有若无；不得瞻前顾后，自虑吉凶，护惜身命。

第5步：要勤奋好学，博求精深。病故医方卜筮，艺能之难精者也；既非神授，何以得其幽微？世有愚者，读方三年，便谓天下无病可治；及治病三年，乃知天下无方可用。故学者必须博极医源，精勤不倦，不得道听途说，而言医道已了，深自误哉。

第6步：要戒骄戒躁，友善同道。夫为医之法，不得多语调

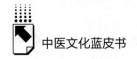
笑，谈谑喧哗，道说是非，议论人物，炫耀声名，訾毁诸医，自矜己德；偶然治瘥一病，则昂头戴面，而有自许之貌，谓天下无双，此医人之膏肓也。

第7步：要有敬业精神，心存远大志向。志存救济……如此可为苍生大医。

（二）行业要组织提高修养的活动

中医药专业人员的中医药文化素养主要应由自己进行修炼，但中医药行业主管部门和中医药机构也可以有目的地定期组织一些活动，促进中医药专业人员中医药文化素养的整体提高。

1. 组织中医药新从业人员集体宣誓

中医医疗机构在有新的从业人员加入时，可以举行庄严而神圣的从医仪式，在仪式上进行集体宣誓，将有助于增强他们为中医药事业奋斗终生的信心。北京市每年举行的年度中医药文化节的开幕式上，也可以举行宣誓仪式。在此特别提供北京中医药大学中医药文化研究与传播中心创作的《中医药从业誓词》，以供中医药界举行从业仪式时使用。

> 我宣誓：本人尊重中华民族优秀文化传统，敬仰中医药的伟大成就，忠诚于党和国家的中医事业。本人愿做一个中医人，将一生奉献给造福人类健康的中医药事业。

> 我发誓：为了用好中医药科学文化知识，当好一名中医师，本人愿修身立德，淡泊名利；心地慈善，广施仁爱；恭谦求教，尊师重道；刻苦钻研，锲而不舍；尊重生命，追求健康；上下求索，勇于创新。

> 我坚信：中医药事业重振雄风的时代已经到来，中医药一定

会成为全人类共同的健康财富，必将为人类的健康做出新贡献。

我为中医药而奋斗，我为中医药而自豪，我为中医药人生而骄傲！

努力吧，大医精诚的追求者——

前方，患者正用期待的目光等着我们……

勇于承担，勇于探索，勇于创新，向着苍生大医的目标！

2. 提倡中医药从业的"八荣八耻"

社会主义"八荣八耻"荣辱价值观是中国共产党中央委员会总书记胡锦涛于2006年提出来的，其目的在于引导中国广大干部群众特别是青少年树立社会主义荣辱观。北京中医药大学中医药文化研究与传播中心根据社会主义"八荣八耻"荣辱价值观，改编创作了《中医药八荣八耻》，可供中医药专业人员学习，也可制作成展板、书法作品在中医医疗机构悬挂。现将《中医药八荣八耻》发表如下。

以热爱祖国医药为荣，以贬低祖国医药为耻；

以服务众生患者为荣，以坑蒙弱者患者为耻；

以崇尚医药科学为荣，以迷信愚昧教条为耻；

以刻苦钻研医术为荣，以好高骛远浮夸为耻；

以精诚团结进步为荣，以消极散漫落伍为耻；

以博爱诚实守信为荣，以见利忘义失信为耻；

以崇尚医德守法为荣，以败坏医风违法为耻；

以艰苦奋斗自强为荣，以贪婪索取红包为耻。

3. 组织中国优秀传统文化活动

北京市中医药行业可以围绕北京市中医药文化节，策划组织丰富多彩的中医药文化传播活动。例如：中医药读书心得评选活动，中医

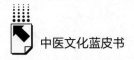

药书法比赛和展览，中医药经典与经方背诵比赛，中医药经典与经方游艺活动，中医药文化创意产品评选，中医药读书沙龙活动等。

最后，我们必须强调的是，提升中医药文化素养的根本目的，不是为了丰富中医药专业人员的文史知识，更不是一项休闲娱乐活动，而是为了巩固中医师对中医药文化核心的认识和把握，以养成中医师所必须具备的思想价值观、认知思维模式和行为准则，以不断提高中医治病的疗效和中医养生的效果。

B.10
北京青少年中医药文化
教育的现状与分析

闫兴丽　徐颖洲*

摘　要：　中医药文化承载着中华传统文化的精神内核，是打开中华文明的钥匙，加强青少年的中医药文化教育，对于培养身心健康的中华优秀传统文化的继承者和弘扬者，推动中医药文化传承创新，建设社会主义先进文化，具有很好的基础教育作用。本文通过调研分析了中医药文化进中小学教育的必要性，阐述了青少年中医药文化教育的现状及其在中小学、幼儿启蒙基础教育中的教学模式，提出了当前中医药文化进校园面临的问题及建议，为决策者推动该项基础文化教育提供了参考和依据。

关键词：　中医药文化　青少年　基础教育　北京

中医药学是中华民族的医学，是中国传统医学体系的重要组成部分，对中华民族繁衍生息做出了巨大贡献。中医药学构成了独特的文化思想体系，凝聚着深邃的古代哲学智慧，是中国传统文化的重要载体，其中所包含的天人观、养生观、健康观、疾病观等影响着中国人

＊ 闫兴丽，研究员，北京中医药大学科技处副处长，研究方向：中医药文化、中医临床药学；徐颖洲，北京中医药大学基础医学院硕士研究生，研究方向：中医药文化。

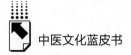

的人生态度和生活方式。青少年是祖国的未来和希望，在中小学中开展中医文化教育，让青少年从小认识、学习中医药，在中医药文化潜移默化地影响下，树立正确的健康观和生命观，对于青少年的成长成才都具有十分重要的意义。

一　青少年中医药文化教育的必要性调研

为了解北京市青少年的身心健康状况，对生命健康的认识，以及对传统中医药文化感兴趣程度等相关情况，分析青少年中医药文化教育的必要性，北京中医药大学闫兴丽课题组设计了中医药传统文化进校园的调查问卷，采用随机抽样、整群抽样的方法，对北京市10所学校初中生进行了网上问卷调查，各学校调研人数见图1，共获有效问卷2270份（见图1）。被试年龄集中在11～15岁，其中男生占52.4%，女生占47.6%。

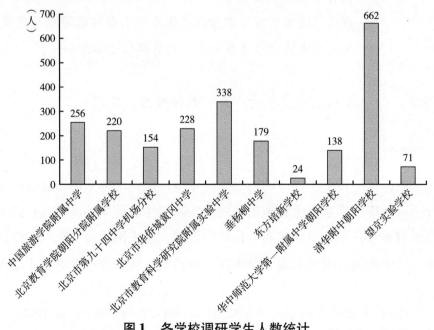

图1　各学校调研学生人数统计

（一）大部分学生看过中医，相信中医疗效，但缺乏了解渠道

调查结果显示，73.6%的人看过中医，其中有13.6%的人患病后喜欢看中医，8.1%的人是在西医疗效不好才看中医的（见图2）；对中医的治疗手段（见图3）的认识多限于汤药（78.4%），了解中医以"电视广播、网络报纸"或亲自体验为主要渠道（见图4）。

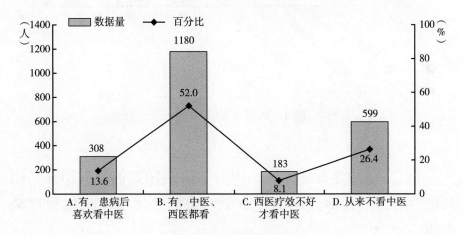

图2　看中医经历统计

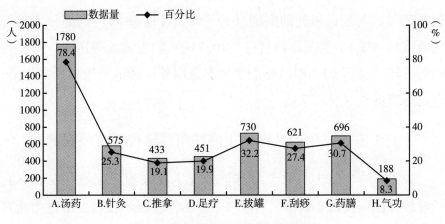

图3　接触到中医治疗手段统计

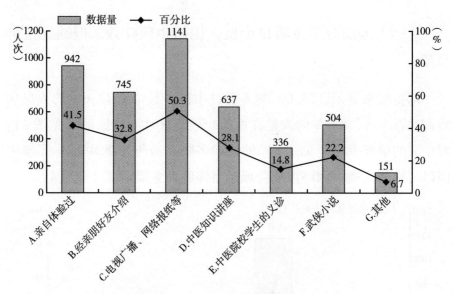

图4　中医了解渠道统计

（二）学生学业压力大，部分学生不知如何与人相处，如何疏泄压力，大部分学生愿意学习中医养生理论来指导日常生活

学生压力主要来源于学业（51.3%），父母过高的期望（18.7%），与他人相处的问题（20.7%）（见图5）。有部分人选择发泄（14.4%）、甚至压抑自己（10.2%）的方式处理压力，需要正确的引导（见图6）。83.1%的学生愿意用养生理论来指导日常生活，进行心理调节（见图7）。

（三）家庭是生命教育的主要场所，学校教育较为薄弱

39.9%的学生认为对生命尊重教育主要来源于家庭（见图8），学校教育比例仅占23.3%，还有4.1%的学生表示没有经历过生命观的教育。

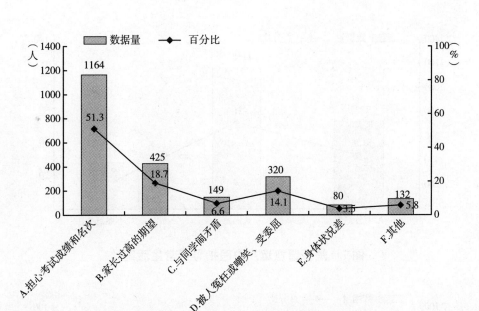

图 5 学生压力来源统计

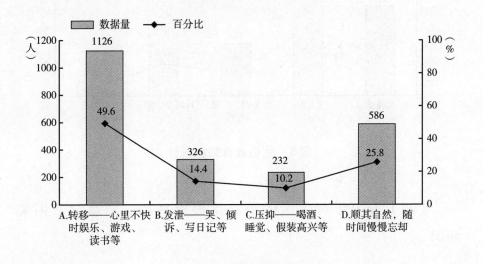

图 6 处理压力方式统计

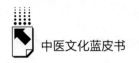

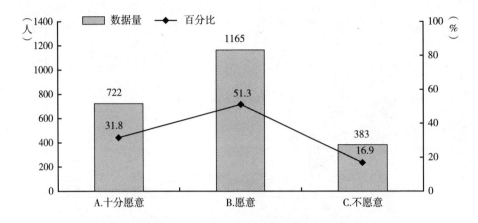

图7 是否愿意运用中医指导日常生活统计

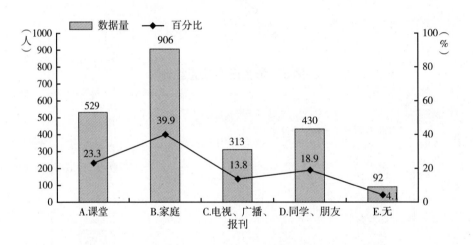

图8 生命教育来源统计

（四）青少年对中医传统文化很感兴趣，愿意学习相关知识

对中医文化的兴趣集中表现在中医的阴阳五行、天人合一以及养生理念等方面。83.1%的人愿意运用中医进行饮食、心理调节，指导日常生活，但是不懂相关知识。86.0%的学生认为有必要在中小学普

及中医传统文化知识，在中小学中可通过学科间渗透教学，或开展主题活动等方式进行普及。

通过调研可以看到，青少年对中医药文化很感兴趣，但缺乏正确的教育引导，如果从中小学生对中医药文化感兴趣的角度出发，探索中医药文化的校本课程建设，通过教师传授、课堂教学的形式，结合中医药文化与生活密切相关的内容，采用生动活泼的、容易被学生接受的方式进行中医药文化传播是十分必要的。

二 北京青少年中医药文化探索现状及分析

（一）北京市中医药文化进入中小学的现状调研

早在 2009 年的北京市政协会上，市政协委员，北京市中医研究所副所长李萍研究员就提出了"关于中医基础知识进入中小学生课堂建议"的提案，建议将中医基础知识如哲学基础、阴阳学说、五行学说及药性理论等知识引入小学的政治思想课和中学的哲学课中，对于传承中国传统文化、丰富青少年的思想、培养中医文化土壤都是重要的事情。提案得到北京市青少年科技创新学院办公室主任张毅委员和史家小学校长王欢委员的大力支持，2009 年底在史家小学开始了"中医文化进校园科普宣讲"的有益探索。几年来，先后在四中、五中分校、古城中学等学校进行了中医、中药、针灸基本知识的授课，受到了广大师生的欢迎。

2011 年，这一活动得到了由北京市教委、北京市科委共同支持的"雏鹰计划"项目的资助，成立了"中医药资源课程化转化及开发实践课题组"，建立了大学及科研机构与中小学的合作机制，形成了专业团队、骨干教师团队和专家指导团队的工作体系；以研究所专业团队牵头，组织系统的教材制定规划，并定位小学、初中和高中教材的目标和内容，形成了良好的工作机制。由专业队伍确定中医的基本知识点，由各科教师寻找知识的结合点和兴趣点，由学校教师将中医基础、中药、针灸知识和研究进展由浅入深地融入课程之中，形成了以教师为主导的课程资源开发和应用模式；组建了专业团队和专家指导团队，为课程资源的开发提供支撑。

中医药文化知识的传播在该课题的推动下，由点及面，层层推进。不仅有中医专业人员为小学生、中学生普及中医基础理论，体验中医特色文化；通过主题讲座、教案的编写，使中医知识融入历史、语文、化学、自然、生物等必修课程中，让中医知识普及的范围更加广泛，内容的宣传更加深入持久，还将课程化资源转化为《中医文化与我们的健康》（小学版、中学版）的教材。图书以漫画的形式，将天人合一、阴阳、五行、脏腑、四气五味和经络等几项最重要的中医文化元素，结合生活中的相关故事来诠释中医药文化的内涵。从中小学生的兴趣点入手，将原来的中医概念转变成孩子们感兴趣的"眼保健操开始了！"、"都是冰棍惹的祸"、"'贪吃宝'还是'厌食孩'"、"吃螃蟹的好伴侣"和"小姜的熊猫眼"，体现中医药学的理论和对健康的指导。

在项目实施过程中，还组织了北京中医药大学中药学院的学生志愿者参与中小学中草药活动的普及活动，形成了大学和中小学的衔接，并在 2013 年春、夏、秋、冬分别策划了"春华·本草"、"夏荣·本草"、"秋实·本草"、"冬蕴·本草"雅集活动，活动由中小学生现场书法抄写中药方、识本草、制作本草娃娃、认穴位，还齐声朗诵了《中医文化与我们的健康》中的歌诀。在寓教于乐中，学习和掌握了中医药文化的精髓。2013 年，"以本草为载体促进中医药文化在中小学的传承"又得到北京青少年科技创新"雏鹰计划"的支持，项目从生活中常见的中药入手，开发中药文化的内涵。

2014 年，中医药文化青少年教育得到了进一步推广。11 月，北京市中医研究所"中医药科学与文化"创新人才培养协作体成立，协作体是以北京市中医研究所为纽带，横向联合相关高等院校、临床机构及科研院所，发挥高等专业人才培养资源优势，纵向拉动各中小学，发挥中小学基础作用，形成的跨层级、跨学校、跨学段、跨学科、跨区域的协同培养创新人才工作体系，在北京青少年科技创新学院统筹指导下开展工作。东城区、西城区、石景山区、门头沟区四个区县的 50 多所中小学校参与进行中医药教育实践。8 月，石景山区教委与北京中医医院和北京中医药研究所签订合作协议，在北京青少年科技创新学院办公室指导下联合开展中医药创新人才培养工作。确定了以区域推进、专家引领、学校跟进的模式，即从区域教委的层面关注项目推进和中医药课程开发工作，依靠北京中医医院和北京中医药研究所的专家力量为项目提供知识、文化层面的支持，借助分院课程和教研指导部门的力量，使学校以校本课程为依托，在注重课程开发与资源建设的同时，积极探索在国家课程和地方课程中整合、渗透中医药知识和文化教育的方式方法，在学校课程建设与课堂教学中落实课程目标。将课程建设融入《中华优秀传统文化》教育、教师校本课程研修、校园文化建设、学校综合实践活动之中。以校长牵头、行政推进、教研引领的方式，在区级 14 个学校中，开展广泛的培训讲座、教学指导、药物种植、参观考察等活动，形成富有学校和区域特色的中医药创新人才培养与实践模式。

2011 年 9 月，北京宏志中学与北京中医药大学合作创办了全国首个中医药高中实验班——中医药杏林实验班，以培养具有中国传统文化底蕴、扎实的中医药知识基础、具有一定发展潜力、富有创新意识和立志于从事中医药事业的预备型人才。

在民间中医启蒙教育方面，有以杨志勋老中医为代表的"国医启蒙班"。早在 2006 年，杨老师就自创了"清新国医启蒙班"，以传

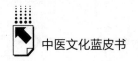
播做人之道、健康之道、成才之道"三道合一"的理念，培养孩子以拥有"敬畏天地心、孝顺父母心、感恩社会心"三心、"良好生活习惯、良好学习习惯"两个习惯为宗旨，以5~13岁的青少年为主，开展了启蒙教育。2012年，在北京市中医管理局与北京市民政局的大力支持下成立了北京清新国医启蒙促进中心。北京共有8所幼儿园和1所小学与中心合作开展了各具特色的中医药文化进校园活动。中心还面向社会独立开办儿童国医启蒙班，有两千余人受益。中心成立后，还开启了中医药文化进校园师资的培训，共举办了6期，有300多名来自北京、天津、大连、广东、湖南、河南、河北、浙江、江苏等地的志愿者参加了师资班培训。还成立了由家长讲师团和儿童讲师团组成的儿童国医启蒙教育讲师团，目前已有6名儿童能独立承担一年讲课任务。此外，中心还培育了株洲太阳宫小学、商丘实验幼儿园两所外埠示范教学基地，将中医药文化教育延伸到了京外。

（二）中医药文化在北京市中小学校及民间教学模式的探索

李萍研究员团队经过几年课程资源及教育模式的开发，已经基本形成根据不同年级，进行不同教学定位的教育模式，即小学定位在了解中医：让孩子们通过中医药常识了解健康的生活方式；教授方式以角色体验、培养中医兴趣为主。初中定位在激发兴趣：在现有课程中寻找中医药知识的结合点，深度挖掘知识，以讲课及拓展相结合。高中定位于热爱中医：在课程中寻找结合点，介绍中医药的现代化研究及成果；通过专题讲座和课外拓展方式进行。杨志勋老师的民间中医传播定位于启蒙式教育。

1. 小学模式——史家小学的探索

以小学六年级的学生为对象，进行角色体验形式的三讲、6个学时的中医药知识授课。第一讲主要介绍中医的来源及典故，中医的基本理论知识，展示望、闻、问、切的诊断过程以及针灸、艾条、刮痧板等中医治疗工具；第二讲以经络知识为纲，并让同学具体体验了艾灸、贴耳豆、贴敷等特色治疗手段；第三讲介绍中药四气五味的特性、中药配方君臣佐使的组成，并提供了3个养生茶的配方，让同学现场煮制中药养生茶。三次课程各有侧重点，使小学生对中医知识有了系统的了解。

2. 小学模式——育才学校"敬先农，爱本草"系列课程开发

依托育才学校位于先农坛内的特殊地理位置，开展"敬先农，爱本草"系列课程开发，在教师研修培训方面，以集中研修形式，让教师了解中药"药食同源"、"四气五味"、"君臣佐使"的概念，以及京药（北京地区道地药材）、品种（柴胡、黄芩、知母、防风、沙参等）的功效应用、中医名方等。带领教师进行中国"道地药材"的考察交流，参观考察药用植物园，了解具中草药原植物的产地、生长环境、临床应用、功效等，加深对道地药材的认识和体验，为北京地区道地药材"京药"的课程化开发奠定基础。

在学生的课程设计方面，分年级进行不同内容的授课。二年级由"京药"开始，种植常用中药，建立校园"盆栽百草园"；三年级在种植"京药"的同时，记录本草的生长过程，创作诗文、图画，加深对本草的认识；四年级学习和掌握代茶饮功效、配方以及制作工艺，自制代茶饮；五年级通过参观学习，了解和掌握桑的生长规律、药用价值以及桑蚕文化等，了解桑的药用部位（桑叶、桑枝、桑葚和桑白皮），采集桑叶，制作标本。结合学生实践，带领学生参观考察药用植物园，达到完成中医药课程的深度体验。

3. 初中模式——北京四中"药如人生"系列课程

结合中药需要经过炮制，在一定的磨砺磨难之后，方能舒展药性的主题，开展《药如人生》课程，走进中药，感悟人生，共分为十二次课，共24学时。第一节课：人生如药，阐释学习这门课的作用和意义；第二节课：认识中药，了解中药在生活中的分布；第三节

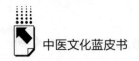

课：药性与人性，了解中药学概论基础；第四节课：十二月花，从学生兴趣出发，讲各星座适宜中药；第五节课：药食同源，学习舌尖上的中药；第六节课：万物有灵，了解动物药；第七节课：金石为开，了解矿物药；第八节课：百炼成药，了解矿物药的炮制；第九节课：人杰地灵，了解道地药材；第十节课：君臣佐使与团队合作，讲解中药的配伍规律；第十一节课：介绍当代中医药；第十二节课：结题汇报。通过认识中药，了解中药的配伍规律，学会认识自己，团队配合，从中药经过炮制方能成为良药，理解挫折与磨砺，接受挫折教育，学会在磨难中成长。

4. 初中模式——五中分校初中普及中医文化

通过学科间渗透方式，将中医与各个学科相结合，如在语文课中加入中医与《红楼梦》养生食谱；中医医德方面与思想品德学科结合；中医历史的发展与历史学科渗透；中医天人合一的营养方法与生物学科渗透；中医武术与体育学科渗透等，从教材相关章节中补充中医的相关内容。

5. 高中模式——大峪中学科技特色的黄芩资源教学化开发

从门头沟道地药材"黄芩"的研究学习入手，采集、制作黄芩植物标本及绘画写生；学习黄芩茶的制作过程，在中医理论指导下配制黄芩复方茶；进行黄芩苷的提取，鉴定，在实验室进行黄芩不同部位成分检测；野生与种植中草药成分差异性研究；不同环境对黄芩影响；以及黄芩的炮制，形成科技特色校本课程。

6. 高中模式——北京宏志中学课程开发

杏林实验班招收具有北京市户口、对中医药文化具有浓厚兴趣的优秀初中毕业生，与北京中医药大学密切合作，充分利用高校资源，设置高中特色化教学。课程由必修课程、选修课程、中医特色基础课程、中医特色综合实践活动课程和延伸拓展课程构成，与普通班学生一样，学生也要完成高中毕业和高考升学必须学习的课程。中医特色基础课程共分四个学期开设，实行闭卷考试，学生考试合格，考入中医药大学后，可实现学分互认，学生不必重修相应课程。

杏林实验班通过开展各类综合实践活动，以"体验式"学习为载体，培养学生中医药文化素养，提高学生的创新精神和实践能力。杏林实验班学生还不定期走进中医药大学，参观中医药博物馆及药材种植基地，让学生参观、辨认陈列的各类标本，了解中草药种植、辨别真伪中草药及饮片加工等。此外，杏林班学生还可以聆听中医名家专题讲座，学习养生、保健等中医药知识，与中医药大学学生深度交流，开展研究性学习。学校还专门为杏林实验班的学生聘请了中医药大学的博士生，作为他们研究性学习的导师，通过对小课题的指导与研究，培养学生研究能力和治学精神。

7. 民间中医启蒙教育模式——杨志勋老中医的"国医启蒙班"

杨志勋，出生于中医世家，近几年来，本着将中医文化传承的原则，自创了"清新国医启蒙班"。从2006年开办以来，每逢周六日或寒暑假，近百名5~13岁的小学员们聚拢在教室里学习中医药知识。如今，杨老主编的教材《清新国医启蒙教育读本》已经出版。

授课特色：吃东西：根据孩子"贪吃"的特点，把有代表性的、味道好的食物在课堂上分发给孩子们吃，使其建立感性认识，从而进行"过与不及"、"食物的偏性"等教育。背口诀：杨老自编了通俗易懂、朗朗上口的"脉诊口诀"和"国医启蒙口诀"。发奖品：孩子们背会了口诀，就可以得到小尺子、小橡皮等奖品。种药材：除了理论课，学生还到市郊学习种药。做游戏——五行牌：为了便于对五行生克关系及对应关系的理解记忆，杨老发明了"五行牌"。讲故事和角色扮演：讲课中穿插中国古代名医华佗、孙思邈等的故事，并让学生对故事里的角色进行扮演。形象体验：在讲授脉诊时，如浮脉，则在一盆水中放入几根木筷，让孩子们体验

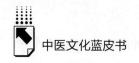

"如水漂木"的感觉等。跟诊实践：部分小学员还跟随杨老出诊，参与临床实践。注重德育：强调从传统文化"中和圆通"之道入门，让孩子们在精神层面学会做中和之人，明白"学医先学道，做医先做人"的道理。

基于以上中医药进入中小学和民间中医儿童启蒙班的教育模式可以看出，不同年龄段的学生都对中医药文化充满浓厚兴趣，在试点过程中取得了丰硕的成果，中医药有条件、也很迫切走进校园。

三　问题及建议

让中医药进校园，以主流教育体系出现在中小学校本课程的教学体系中，呈现了蓬勃发展的趋势，已由试点学校扩展到了区县教委参与试点。但从总体如何更好推动该项工作上看，还存在一些亟待解决的问题。

（一）政策支持

开设中小学生中医药文化校本课程的目的是让中医药的教育从娃娃抓起，使中小学生能深入、系统了解中医文化，建立正确的生命观、健康观、价值观，形成良好生活方式。目前开展的协作体试点，是扩大教学模式的一种尝试。希望市政府及教委，继续给予必要的政策支持，加大经费投入，鼓励更多的中小学开设中医文化校本课程，为全市各区县的中小学生搭建一个弘扬中华传统文化、学习中医药文化知识的平台。

（二）师资培养

没有雄厚的中医药知识和娴熟教育学心理学知识的教师，是难以胜任辅导学生学习中医的，教师对中医药文化理解的水平也决定了转化的水平，中医药文化资源只有与中小学教学资源相结合，才能真正推动中医药文化资源课程的转化，因此，将中医药文化资源课程化转化为教师团队的培养建设，是"授之以渔"的可行办法。通过对教师团队的培训，使他们掌握中医理论的精华，在自我学习体会的基础上，提高自身的健康意识，更加有效地与课程结合，为学生普及中医药知识，使中医药知识真正走进教师、学生的日常生活，具有重要的现实意义和探索价值。因此，系统化教师团队的建设是推动中医药资源课程化转化的有效途径，要加以大力推广。

（三）志愿者团队建设

志愿者团队是指具备一定中医药知识的相关院校的本科生或研究生。他们年轻好学、有热情、了解青少年学生的心理，容易与中小学生沟通。建议中医药文化进校园的工作要积极与高校合作，将部分工作由高校学生承担，作为他们社会实践课程的一部分。在教学实践中，既让高校学生系统地梳理消化了所学的中医药知识，锻炼了他们的语言表达能力和课堂教学的掌控能力，使他们学以致用，感觉到了自身知识的价值，同时，还增强了他们弘扬中医药文化的使命感。通过教学实践，还能发现并锻炼一批有热情、有能力、有责任、敢担当的年轻学生成为中小学培训的主力军。

（四）课本与读物

1. 独立教材

2012 年 9 月，《中医药文化与我们的健康（少儿版）》出版。本书设计了中英文的正反册的装订形式，在史家胡同小学首发，但北京中医研究所出版的独立教材目前仅仅是在试点学校使用，还需要在更多的学校中推广。目前，试点的课程和教案，经过多家中小学实践完善后，已逐渐总结形成北京市试点的共用校本课程的读本，建议市教

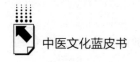

委大力推广，扩大应用。

2. 中医药知识与其他学科相融合的特色校本课程教材

将中医药基础知识融入各学科之中，是一条确实可行的推广途径，比如语文、历史、生物、政治、体育等课程都可以融合中医药的基础知识。语文教材中可以选取《黄帝内经》等一些名医古籍经典中的精彩内容；历史课中将医学史和医学典籍的内容穿插进去，介绍历史时代的医学发展和经典著作；体育课中可增加太极、八段锦的运动，强身健体的同时增长中医药文化知识。这些知识的融合需要各个学校与专家团队结合，编制出适合本学校特色的校本课程教材。

3. 课外读物

通过课外读物，让青少年了解、认识并喜欢中医药，也是一个很好的途径。2010 年，北京中医药大学赵歆、甄雪燕、梁永宣等人联合创作《中医启蒙三字经》，该书介绍了中医基本理论、诊断、治疗与方药、预防与养生等知识。具体分为序、医理篇、诊治篇、四季篇、起居篇、结语六部分。2011 年 5 月，梁永宣团队再次创作《中医健康养生谣》，分为开篇、节饮食、慎起居、调情志、通经络、善服药及结尾七部分。这些读物，通俗易懂，青少年乐于接受，使他们通过字里行间能够走近中医药，感受中医药，体悟中医药知识引领下的健康养生。但这些课外读物只是在地坛中医药文化节上展示，缺乏更大范围的推广和应用。

总之，中医药文化青少年教育探索就是要不断寻找生活中师生感兴趣、易接触、有感想的中医药资源，以趣味化的中医药知识，形成以中小学教师为主体的中医药资源教学化；以学生参与为主的中医药资源校园化；注重国学传承人文培养的中医药资源诗歌化，构建适宜中小学生不同年龄段需求的、值得推广的校本课程教材，让师生在学习中医药知识的同时，形成良好的日常生活习惯和健康的理念，濡养身心。

中医药是中国优秀传统文化的核心，继承和发扬中医药是每一位华夏子孙的责任和义务。推行中医文化知识课程进校园是一项系统工程，我们期待着这项工程更加完善。

致谢：调研报告撰写过程中得到了北京中医研究所副所长李萍研究员及其课题组成员的大力支持及帮助，在此深表感谢！

B.11
全国中医药大学生阅读活动纪实

——首届全国悦读中医校园之星评选活动概览

李秀明　张立军*

摘　要：　介绍了 2014 年首届全国悦读中医校园之星评选活动的概况，总结了活动取得的成绩和不足，并对进一步推进中医药行业的全民阅读做出了展望。

关键词：　中医药文化　悦读中医　校园之星　全民阅读

一　首届全国悦读中医校园之星
评选活动背景介绍

书籍传承文化，阅读成就未来。阅读是最基本的文化行为，也是最有效的文化传承方式之一。开卷有益，无论是纸质还是电子书。欧阳修说："立身以立学为先，立学以读书为本。"这句话表明读书的重要，它是立学和立身的根本。古人说"书读百遍，其义自见"，讲的就是阅读的力量。中华文化及其中所蕴含的民族精神，需要通过阅读为大众所认知并践行。

党的十八大提出了要大力推进全民阅读，努力建设学习型政党，

* 李秀明，副研究员，中国中医药出版社副社长，研究方向：中医药图书出版管理、中医针灸；张立军，副教授、副编审，中国中医药出版社全媒体事业部副主任，研究方向：中医药图书编辑与出版、中医内科学。

努力建设学习型社会。2014 年，全民阅读首次写进了《政府工作报告》。李克强总理在 2014 年的《政府工作报告》中指出："文化是民族的血脉。要培育和践行社会主义核心价值观，加强公民道德和精神文明建设。继续深化文化体制改革，完善文化经济政策，增强文化整体实力和竞争力。促进基本公共文化服务标准化均等化，发展文化艺术、新闻出版、广播电影电视、档案等事业，繁荣发展哲学社会科学，倡导全民阅读。"这是"全民阅读"的概念第一次在政府工作报告中提出。这说明，党中央高度重视阅读在文化传承中的作用。也表明，在实现中国梦的伟大征程中，全民阅读是点亮时代文化梦想的必然功课。

正是在这种背景下，中国中医药出版社作为唯一的国家级中医药专业出版社，自觉承担起了推进中医药界全民阅读、传承中医药文化的重任，在中国中医药出版社万名学子教材捐助活动、中国中医药出版社知名作家校园行活动等大型公益品牌活动的基础上，联合中华中医药学会中医文化分会，于 2014 年 4 月，启动了首届全国悦读中医校园之星评选活动。

二　首届全国悦读中医校园之星评选活动概览

首届全国悦读中医校园之星评选活动面向全国各高等中医药院校，以"建设书香校园　助力全民阅读"为目的，以"悦读中医书香杏林"为主题。活动得到了各中医药院校的高度重视和积极响应，在全国 25 所高等中医药院校掀起了"学中医"、"读经典"的读书热潮。

活动采取校级初赛、全国复赛两级评选的方式，在基层广泛动员、普遍参与的基础上，参赛同学从《首届悦读中医校园之星评选活动推荐阅读书目》中选择一本所喜爱的图书进行阅读，也可另行

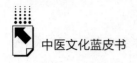

选择中国中医药出版社出版的其他图书（含教材）进行阅读，并上交读书心得。参赛单位组织初赛，选手进行作品演讲和答辩，评选出各参赛单位的"悦读中医校园之星"。

各参赛单位在组织初赛的过程中，结合各自的实际，有不同程度的创新，并涌现了不少亮点，如安徽中医药大学将悦读中医校园之星评选活动的初赛列为该校一年一度的校园文化艺术节的重点活动项目；南京中医药大学与首届悦读中医校园之星评选活动相结合，创立以著名针灸大家承淡安先生的名字命名的首届"淡安杯"悦读大赛；湖南中医药大学将悦读中医校园之星评选活动的初赛列为该校图书馆第三届"锐和"读者节系列活动；辽宁中医药大学开展的"悦读中医"读书评比作为"墨香阅读"读书俱乐部的读书分享活动内容之一，获得了辽宁省高校图书情报工作委员会"超星发现杯"营造"书香校园"阅读推广读者服务案例大赛二等奖；新疆医科大学则依托活动的开展，在学校成立了以悦读中医为主题的新疆医科大学悦读中医读书会。上医网是一个专注于中医的网站，以"为有疗效的中医服务"为宗旨，活跃用户上万人，会员 60% 以上为各中医药院校的师生。网站于 2014 年 5 月举行了"我读过的中医书"征文活动，共征集作品 228 份，其中大部分参赛作品与中国中医药出版社的图书相关；2014 年 8 月，上医网申请作为首届悦读中医校园之星活动的网络支持单位和参赛单位，在网站上开辟出专门的"悦读中医校园之星"板块，同时通过"上医网"微信公众号和"上医网官微"微博账号，广泛宣传，开放专门网络征集及展示通道，同时结合往期征文大赛的优秀作品，最终推选了 10 篇优秀作品参加全国决赛。这些都为中医药院校全民阅读氛围的进一步推进打下了良好的基础。

据不完全统计，各参赛单位共收到初赛参赛作品近 2000 份，经过各参赛单位初赛，按照参赛单位报送复赛的名额要求，共推送 221

位校级"悦读中医校园之星"的读书心得221篇参加复赛，221篇复赛作品院校分布及数量分析详见表1。

表1　首届全国悦读中医校园之星评选活动221篇
复赛作品院校分布及数量分析

序号	参赛单位名称	报送数量	备注
1	山东中医药大学	10	
2	天津中医药大学	10	
3	广州中医药大学	11	含1篇留学生作品
4	云南中医学院	11	含1篇通过上医网推送作品
5	安徽中医药大学	10	
6	河南中医学院	7	
7	江西中医药大学	10	
8	贵阳中医学院	11	含1篇通过上医网推送作品
9	南京中医药大学	10	
10	上海中医药大学	13	含1篇留学生作品，2篇通过上医网推送作品
11	河北中医学院	10	
12	浙江中医药大学	10	
13	福建中医药大学	10	
14	新疆医科大学	3	
15	湖南中医药大学	10	
16	黑龙江中医药大学	10	
17	辽宁中医药大学	11	含1篇通过上医网推送作品
18	陕西中医学院	10	
19	广西中医药大学	10	
20	长春中医药大学	10	
21	山西中医学院	4	
22	成都中医药大学	10	
23	甘肃中医学院	5	
24	湖北中医药大学	4	4篇作品均通过上医网推送
25	北京中医药大学	1	通过上医网推送作品
合　计		221	

221 篇复赛作品涉及的图书信息分析详见表 2。通过表 2 可以看出，221 篇复赛作品，共涉及 68 种图书，覆盖了除考试类图书之外的中医药教材、中医古籍、学术著作、中医科普、大众健康等所有的图书类别。而较为集中阅读的图书以中医文化和中医入门类的学术著作为主，如被称为"继刘力红《思考中医》之后又一部思考中医、感悟人生难得佳作"的《问中医几度秋凉》有 30 篇读书心得作品进入复赛；作为华佗的故乡亳州和亳州药博会"文化名片"的长篇历史小说《华佗传奇》与被李可老中医鼎力推荐为"中医的灵魂，价值几乎超过了所有的中医书"的《圆运动的古中医学》均有 11 篇读书心得作品进入复赛。

表 2　首届全国悦读中医校园之星评选活动 221 篇
复赛作品涉及图书信息分析表

序号	书　名	作者	出版时间	作品篇数
1	问中医几度秋凉	艾　宁	2009 年 1 月	30
2	圆运动的古中医学	彭子益　刘力红	2007 年 7 月	11
3	华佗传奇	怀家伦	2011 年 9 月	11
4	大学的最后一课	何清湖　陈　洪	2014 年 4 月	10
5	中医大趋势	毛嘉陵	2011 年 8 月	9
6	一代宗师——乾隆御医黄元御	青　斗	2012 年 12 月	8
7	叶天士传奇	金淑琴	2011 年 1 月	8
8	李时珍大传	王　剑	2011 年 5 月	7
9	大国医	罗大伦	2013 年 1 月	7
10	医间道：十站旅行带你进入中医殿堂	余　浩　郑　黎	2011 年 3 月	7
11	四圣心源	黄元御	2009 年 10 月	7
12	我的中医之路	余国俊	2014 年 1 月	6
13	中医人生：一个老中医的经方奇缘	娄绍昆	2012 年 5 月	5

续表

序号	书　名	作者	出版时间	作品篇数
14	传奇傅青主	吴中云	2010 年 9 月	5
15	身在中医——走进中医的世界	李灿东	2010 年 1 月	5
16	求医不如求己	中里巴人	2007 年 1 月	5
17	药道致诚——我的中药情结七十年	金世元	2010 年 12 月	4
18	中国食材考	柴可夫　马　纲	2013 年 8 月	4
19	中医基础理论	孙广仁　郑洪新	2012 年 7 月	4
20	采药去:在博物王国遇见中药	段　煦	2011 年 9 月	3
21	岐黄传人——我的中医之路	王　琦	2012 年 8 月	3
22	走近中医大家路志正	路志正　曹东义	2009 年 10 月	3
23	中医学基础	张登本	2007 年 4 月	3
24	中医诊断学	李灿东　吴承玉	2012 年 7 月	2
25	方剂学	李　冀	2012 年 12 月	2
26	金匮要略	范永升　姜德友	2012 年 7 月	2
27	中国医学史	常存库　张成博	2012 年 7 月	2
28	伤寒论选读	王庆国	2012 年 7 月	2
29	打开黄帝内经之门	王洪图　王长宇	2010 年 8 月	2
30	读方思考与用方体会	高建忠	2012 年 6 月	2
31	走近中医大家周仲瑛	周仲瑛　王志英	2007 年 12 月	2
32	扶阳论坛	卢崇汉　李　可　吴荣祖　刘力红	2008 年 9 月	2
33	走近国医大师李振华	李振华述　郭　文　李郑生 整理	2011 年 10 月	2
34	中华中医昆仑	张镜源	2012 年 11 月	2
35	走近中医大家朱良春	朱良春　曹东义	2007 年 12 月	1
36	中医思想者(第一辑)	邢　斌	2011 年 11 月	1
37	重审十八反	王延章	2012 年 10 月	1

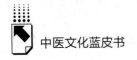
续表

序号	书　名	作者	出版时间	作品篇数
38	走近国医大师张灿玾	张灿玾述　李玉清 张鹤鸣　整理	2012 年 9 月	1
39	打开《黄帝内经》之门——《内经知要》阐释	王道瑞　王银屏	2014 年 1 月	1
40	腹针疗法	薄智云	2012 年 9 月	1
41	黄煌经方使用手册	黄　煌	2010 年 9 月	1
42	中国百年百名中医临床家丛书国医大师卷·邓铁涛	邓铁涛	2011 年 4 月	1
43	临床用方十讲	姜静娴	1999 年 12 月	1
44	临证传心与诊余静思	高建忠	2010 年 11 月	1
45	刘保和《西溪书屋夜话录》讲用与发挥	刘保和	2013 年 4 月	1
46	免疫的秘密	石建喜　段　洁	2009 年 8 月	1
47	任应秋讲《黄帝内经·素问》	任廷革	2014 年 7 月	1
48	伤寒论六经辨证与方证新探——经方辨治皮肤病心法	欧阳卫权	2013 年 7 月	1
49	《神农本草经》中药彩色图谱	沈连生	1997 年 9 月	1
50	神奇的抗病毒中草药	张永兴	2004 年 1 月	1
51	痰证论	张德英	2014 年 7 月	1
52	新安医学学术思想精华	陈雪功	2009 年 11 月	1
53	正本清源——讲述经典中药，解密养生之道	CCTV 发现之旅频道正本清源栏目	2012 年 8 月	1
54	中国百年百名中医临床家丛书:韩百灵	韩延华	2007 年 4 月	1
55	《伤寒杂病论》大字诵读版	冯学功	2012 年 7 月	1
56	本草思辨录	（清） 周　岩　陆　拯	2013 年 1 月	1
57	中华脉诊	刘冠军	2001 年 11 月	1
58	中华眼针	田维柱	2011 年 8 月	1

序号	书　名	作者	出版时间	作品篇数
59	中药鉴定学	康廷国	2012 年 7 月	1
60	中医崛起之路	李庆业	2007 年 1 月	1
61	肿瘤的中医治疗	郑伟达　郑东海　郑伟鸿	2009 年 11 月	1
62	扶阳讲记	卢崇汉	2006 年 7 月	1
63	国医大师朱良春治疗疑难危急重症经验集	方邦江　周　爽	2013 年 4 月	1
64	和谐养生少生病	李　寅	2012 年 2 月	1
65	皇汉医学(修订版)	(日)汤本求真	2012 年 9 月	1
66	黄煌经方沙龙	黄　煌	2007 年 10 月	1
67	黄帝内经素问	何　永　何态华　马　君 整理	2006 年 9 月	1
68	建安神医董奉传奇及养生智慧	冯模健	2010 年 11 月	1

经过复赛专家网络函评和现场会议终审、公示等阶段，卜菲菲、陈慧君、邓亚男等 50 名同学荣获首届"中医药社杯"全国悦读中医校园之星（详见表 3）；安娜娜、敖梁、蔡梦洁等 171 名同学荣获全国悦读中医校园之星提名奖；广州中医药大学、上海中医药大学、南京中医药大学、天津中医药大学、辽宁中医药大学、湖南中医药大学、广西中医药大学、安徽中医药大学、河北中医学院、新疆医科大学 10 所院校获最佳组织奖；成都中医药大学、黑龙江中医药大学、山东中医药大学、长春中医药大学、浙江中医药大学、福建中医药大学、江西中医药大学、山西中医学院、河南中医学院、贵阳中医学院、云南中医学院、陕西中医学院、甘肃中医学院、上医网 14 所院校、机构获优秀组织奖；首届悦读中医十大中医药好书榜（2014）同时发布，《问中医几度秋凉》、《圆运动的古中医学》、《华佗传奇》等 10 种图书入选，详见表 4。

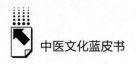

表3 首届"中医药社杯"全国悦读中医校园之星（50名）信息一览表

序号	姓名	院校（报送单位）	读书心得题目
1	陈慧君	广州中医药大学	时世大医——读《问中医几度秋凉》有感
2	罗云涛	湖南中医药大学	医者，意也——《问中医几度秋凉》读后感
3	朱雪梅	山东中医药大学	放眼看中医——《问中医几度秋凉》读后感
4	刘建飞	贵阳中医学院	读《问中医几度秋凉》有感
5	俞凯凯	上海中医药大学（上医网）	不离不弃是中医——读《问中医几度秋凉》有感
6	唐 琦	长春中医药大学	大道至简皆为中医——读《问中医几度秋凉》有感
7	徐 悦	上海中医药大学	中医中的哲学——《问中医几度秋凉》引发的思考
8	吉 莹	上海中医药大学	闲开庭前花开花落，豁达面对中西医之争——读《问中医几度秋凉》有感
9	赵博嘉	湖南中医药大学	秋日胜春朝——读《问中医几度秋凉》有感
10	邓亚男	成都中医药大学	田园将芜胡不归——读《问中医几度秋凉》有感
11	汤佳嵝	南京中医药大学	医者仁心——读《问中医几度秋凉》有感
12	赖冬萍	广西中医药大学	浅悟《大学的最后一课》
13	张小琴	湖南中医药大学	启程——《大学的最后一课》读后感
14	耿秋盈	天津中医药大学	远行——《大学的最后一课》读后感
15	高艳玲	甘肃中医学院	淋雨一直走——读《大学的最后一课》有感
16	马 赫	黑龙江中医药大学	悟医之道——读《传奇傅青主》有感
17	齐相循	安徽中医药大学	爱化寒骨，温暖人心——读《传奇傅青主》有感
18	张丹丹	上海中医药大学	医之大者——读《传奇傅青主》有感
19	章丽蕾	浙江中医药大学	于万千中邂逅——读《采药去：在博物王国遇见中药》有感
20	杨 璐	云南中医学院	在博物王国里学中药：读《采药去——在博物王国遇见中药》有感

续表

序号	姓名	院校(报送单位)	读书心得题目
21	胡 蝶	安徽中医药大学	"大国医"之美——《大国医》读后感
22	宋和平	新疆医科大学	《大国医》里的医道
23	孙荣智	南京中医药大学	读《叶天士传奇》有感
24	李智发	贵阳中医学院	读《叶天士传奇》有感
25	刘庆平	广州中医药大学	从"圆运动"到"本气自病"的中医思维解读——读《圆运动的古中医学》的一点体会
26	史加鑫	广西中医药大学	我与"古中医"思维的缘分
27	张亚聪	天津中医药大学	大医精诚 路老不朽——专以臻理,谦以养德,仁以济世
28	王 琪	山东中医药大学	铁骨铮铮继岐黄——《走近中医大家路志正》读后感
29	董文秀	辽宁中医药大学	自强不息,积德行善——读《走近中医大家朱良春》有感
30	熊彬杉	陕西中医学院	读《四圣心源》心得体会
31	向祥清	湖北中医药大学(上医网)	读《四圣心源》
32	张林峰	北京中医药大学(上医网)	宝剑锋从磨砺出,梅花香自苦寒来——《扶阳论坛》读后
33	孟曼丽	辽宁中医药大学	读《华佗传奇》有感
34	于东东	安徽中医药大学	伟哉夫子,将随民族生命永生——读《李时珍大传》有感暨李时珍逝世421周年
35	曾 蓉	山西中医学院	读《临证传心与诊余静思》
36	景晓昭	河北中医学院	浅读《西溪书屋夜话录讲用与发挥》有感——肝郁的病机,临床表现与治疗
37	康 攀	江西中医药大学	读《岐黄传人——我的中医之路》有感
38	张辛宁	辽宁中医药大学	心系中医——读《身在中医:走进中医的世界》有感
39	李金铭	河北中医学院	习《痰证论》小得
40	叶丹桂	浙江中医药大学	求本以远志——读余国俊《我的中医之路》后有感
41	王 鑫	浙江中医药大学	不曾消逝的光——《新安医学学术思想精华》读后感

续表

序号	姓名	院校（报送单位）	读书心得题目
42	周晓慧	河南中医学院	我心目中的金世元教授
43	郭雨晴	河北中医学院	脉道——由《医间道》体悟脉中之道
44	苗蓓亮	天津中医药大学	万里云天万里路——读《中国百年百名中医临床家丛书国医大师卷·邓铁涛》有感
45	管可欣	长春中医药大学	《中国食材考》有感
46	吴秀芬	福建中医药大学	关于《中国医学史》的感悟
47	卜菲菲	安徽中医药大学	新安医学中的徽风皖韵——读《中华中医昆仑·王乐匋卷》有感
48	唐晶晶	广州中医药大学	读《中医大趋势》有感之文化回归
49	习书晗	广州中医药大学	我的《中医人生——一个老中医的经方奇缘》读后感
50	朱玉莹	广州中医药大学	与天壤而同久共三光而永光——我读《中医思想者》

表4　首届悦读中医十大中医药好书榜（2014）

序号	书名	作者	出版时间
1	问中医几度秋凉	艾宁	2009年1月
2	圆运动的古中医学	彭子益　刘力红	2007年7月
3	华佗传奇	怀家伦	2011年9月
4	中医大趋势	毛嘉陵	2011年8月
5	叶天士传奇	金淑琴	2011年1月
6	四圣心源	黄元御	2009年10月
7	医间道:十站旅行带你进入中医殿堂	余浩　郑黎	2011年3月
8	大国医	罗大伦	2013年1月
9	传奇傅青主	吴中云	2010年9月
10	采药去:在博物王国遇见中药	段煦	2011年9月

　　首届全国悦读中医校园之星评选活动充分利用网络、微博、微信等新媒体手段，在"悦读中医"、"上医网"等微信平台进行活动参

赛作品展示，阅读和转发量超过 10 万人次，受到了各院校师生以及社会各界的广泛好评。

首届全国悦读中医校园之星评选活动的官方微信平台"悦读中医"（微信号：ydzhongyi）订阅号作为中国中医药出版社微信矩阵的重要组成部分，编辑每天从该社累积出版的 5000 余种图书中，精选读者喜爱的精粹章节，通过订阅号发送到读者的手机。中国中医药出版社的专业品质，既能确保数字阅读的快捷便利，又能确保专业内容的准确无谬。随着活动的开展，"悦读中医"很快成为深受读者喜爱的"掌上中医"精品。首届悦读中医校园之星复赛选手的心得作品全部在该微信平台进行过展示，这些作品不仅让无数中医学子产生强烈的共鸣，也让一位位老师、专家、作者感动，纷纷向"悦读中医"微信后台建议将这些作品结集出版，让这些作品能被更多的读者看到。因此，随着首届悦读中医校园之星评选结果的揭晓，汇集了 50 位首届全国悦读中医校园之星作品的《悦读中医（第二辑）：首届全国悦读中医校园之星作品合集》也进入编辑出版流程（2014 年 3 月出版，ISBN：978 - 7 - 5132 - 2430 - 7），成为首届全国悦读中医校园之星评选活动独具特色的成果之一。

三 第二届悦读中医之星评选活动展望

据悉，在首届悦读中医校园之星评选活动成功举办的基础上，2015 年，第二届悦读中医之星评选活动将有较大的推进，第一，活动指导单位由国家中医药管理局中医药文化建设与科学普及专家委员会升格为国家中医药管理局和国家中医药管理局中医药文化建设与科学普及专家委员会共同指导；第二，活动由中国中医药出版社和中华中医药学会文化分会共同主办升格为中国中医药出版社、中华中医药学会、中国中医药报社三家国家中医药管理局直属单位联合主办；第

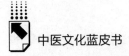

三，活动由全国悦读中医校园之星评选升格为全国悦读中医之星的评选；第四，全国悦读中医之星评选活动的开展范围由高等中医药院校扩大为所有开展中医药教育的本科院校、职业院校、科研院所和中医药行业的所有组织机构；第五，参赛对象从学生扩大到中医药行业的所有从业人员；第六，阅读的范围从中医药图书扩大到读书和读报。

有理由相信，在这项活动的推动下，中医药界的全民阅读氛围将进一步加强，中医药文化的传播也将进入一个新的阶段。

传播交流篇

Chapter of Communication and Exchange

B.12

北京中医药服务贸易现状及发展探析

潘 越 高 亮 查安华 曹 玥 孟燕星*

摘 要： 北京市作为国家级中医药机构及医、教、研、产业高度聚集区，中医药事业发展迅速，但过去人们很少将中医服务与国际贸易联系到一起。近年来，以京交会为缩影的中医药服务贸易和国际交流日益频繁。本文通过服务贸易的四种形态，对北京市中医药国际服务作一简略概述和回顾，对发展中存在的问题进行探析，提出解决的路径和对策建议。

* 潘越，副研究员，北京市中医药对外交流与技术合作中心主任，研究方向：公共卫生、国际交流、服务贸易；高亮，北京市中医药对外交流与技术合作中心项目专员，研究方向：服务贸易；查安华，医师，北京市中医药对外交流与技术合作中心项目专员，研究方向：国际交流、服务贸易；曹玥，北京市中医药对外交流与技术合作中心项目专员，研究方向：国际交流；孟燕星，副编审，中国对外贸易杂志社总编辑，研究方向：国际贸易新闻。

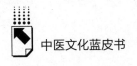

关键词：　北京中医　中医药服务贸易　服务贸易

中医药服务贸易指中医药服务的国际贸易，是国与国之间发生的与中医药服务相关的交易活动。《服务贸易总协定》中约定，中医药服务贸易是服务贸易12大类中与健康相关的服务类。

北京中医药对外服务有多年历史，新中国成立以后，中国中医科学院西苑医院、广安门中医院、眼科医院等都相继为外国首脑嘉宾服务和接收外国医生进修学习中医；北京中医药大学、首都医科大学中医药学院每年都接受一定数量中医学专业留学生来京学习；同仁堂等中药企业的药品也出口许多国家。

近些年，北京中医药从传统的中医服务理念到服务与国际贸易结合有了长足的发展，逐渐形成中医药领域的新业态，为中医药事业注入了新活力，扩大了中医药国际交流的广度与深度，推动了中医药国际化进程。

一　中医药服务贸易的基本情况

据《服务贸易总协定》对服务贸易的界定，中医药服务贸易应为境外消费、跨境交付、商业存在和自然人移动四种模式。从我国境内向外国居民提供中医药远程医疗服务、外国居民来华接受中医药医疗保健或学习中医药、我国人员或机构在国外开设中医诊所、我国中医师赴外国提供相关中医药服务等，都是中医药服务贸易的具体体现。

（一）中医药服务贸易的主要形态

一般情况下，中医药服务贸易通过以下几种方式互相结合来实现。

1. 境外消费

指服务提供者在国内，向来自另一国的消费者提供服务的方式。消费者跨过国境进入提供者所在国家或地区接受服务。如长期在北京外资企业从事经营活动的外籍人员看病就医，接受中医治疗及保健服务；外籍学生到中医药院校或其他中医药机构接受中医药相关知识教育；外籍人员专程到北京进行中医康复保健休闲旅游和就医；外籍人员来北京进行文化、娱乐及体育活动，接受中医药宣传与体验所发生费用等，都涵盖于境外消费范畴。从整体看，教育和医疗服务是中医药国际服务贸易中比重较大部分，也是目前北京中医药服务贸易境外消费形式的主要方面。

（1）对外教育培训服务：北京中医药大学等医学院校和医院为外籍人员提供中医药教育和培训服务。通过直接招生、合作办学等形式，为89个国家和地区培养了14000余名中医药专门人才。学校为来华外籍学生设有预科、本科、研究生等学历教育；短期中医教育培训；短期医疗技术培训；短期科研技术培训；中医药远程教育等。合作办学项目见表1。

表1　北京对外中医药教育合作项目

合作国家或地区	教育项目名称
日　本	北京中医药大学日本校
英　国	与英国 Middlesex 大学合作开设欧洲国家正规大学中第一个中医学士学位项目
新加坡	与新加坡南洋理工大学合作开设"中医－生物"本科双学位项目
伊　朗	与伊朗马什哈德大学合作开设中医4年制博士学位课程
意大利	与意大利托斯卡那大区卫生局、佛罗伦萨大学医学院合作举办"中西医结合针灸硕士学位课程项目"
东　盟	中国－东盟中医药教育培训基地项目
其　他	与韩国罗州大学和日本工学院分别建立了3＋3和3＋2.5的专升本联合办学项目；与西班牙欧洲中医基金会、瑞士中医医师联合会、智利拉丁美洲中医学院、新加坡中医学研究院、新加坡中药学院、日本连锁药局等开设了研究生学位教育、研究生课程班、本科部分时间教育、大专教育等多层次的教育合作和"海外中医师研修班"项目。

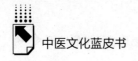

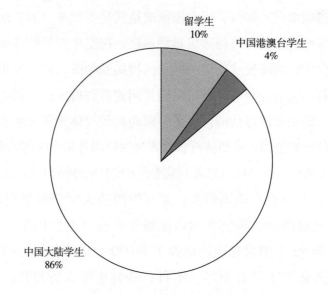

图1　北京中医药大学全日制学生比例分配

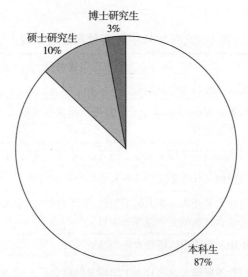

图2　北京中医药大学留学生学位比例分配

首都医科大学中医药学院在每年接收国外留学生学历教育的同时，还与加拿大中医学院合作开展中医双边学历教育首医校区的课程学习。

中国中医科学院西苑医院、广安门中医院、北京市中医院等通过举办"发展中国家中医药技术官员研修班"、"发展中国家中医药技术培训班"及其他形式的中医药短期培训，实现中医药知识传播普及国际化。各机构先后为上百个国家和地区培训了 30000 余名中医药专门人才。

一些老中医传承工作室，也是外籍学生来华学习的重要基地，全市有年均 200 余名来自世界各地的学员，在京以师带徒方式跟随国医大师和名老中医学习中医技能。

（2）国际医疗服务：北京市辖区内的三级中医院、综合医院中医科和部分二级中医院，都有国际服务项目（由于没有独立统计系列，无法得出详尽数据）。中国中医科学院眼科医院、望京医院，北京按摩医院等中医专科医院，年平均分别接待外籍患者均在百人以上。以中国人民解放军总医院为代表的部队医院和回民医院、藏医院等民族医院，每年也有国外患者就诊。

采用随机方法，抽取三级医院两家，即中国中医科学院广安门医院、西苑医院，二级医院的朝阳区中医院、护国寺中医院，民族医院的藏医院和专科医院北京按摩医院，就外籍来宾和患者的国别分布情况进行分析，几率较高的国家分别为俄罗斯、德国、韩国、英国、日本和布隆迪。

近年来，北京的中医国际医疗服务有了迅速发展。中国中医科学院广安门医院率先探索与国际医疗保险公司接轨，于 2008 年获得欧洲三大医疗保险公司之一的英国保柏（BUPA）公司"保柏质量认可"，成为保柏国际认证的首家中医医院。广安门医院、东直门医院相继成立了国际医疗部，近三年接待外籍患者约万余人次，并为上百位国外政要进行了中医诊疗。

民营中医医疗机构涉外服务，近年表现出强劲的发展势头。仅朝

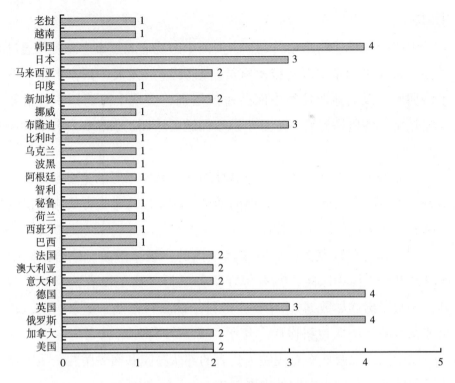

图3　国外来宾及患者国别分布情况

阳区能提供涉外中医药服务的医疗机构就多达20余家，能够提供英、法、德、俄、日等多国语言的中医医疗服务，形成了环使馆区及CBD商圈的以中医皮肤、美容、骨伤、妇幼、保健、养生、中医文化、健康管理为特色的医疗服务圈，年服务外籍人员近千人次。

石景山区邵家坡民营医院，以中医保健、疗养、旅游为服务特色，以传授中国文化、中国武术、气功、中医养生为独到方式，年接待外籍人员数百人，在海外许多地方都享有盛誉。

（3）对外科研、注册代理等服务：一些CRO公司为外国公司提供中医药临床研究、临床前实验等科研服务，各类咨询公司、专利代理所为国外中医药产品进入中国提供各种注册代理服务。如北京大学三大产业集团之一的北京北大未名生物工程集团有限公司，是我国包括中药在内的生物医药领域集产学研为一体的综合企业，与加拿大、意大利、澳大利亚、巴基斯坦和马来西亚等国家的研究机构和企业，在中药和植物药研发、生产和代理国外植物产品注册服物方面，建立了长期稳定合作。开展的国际服务项目见表2。

表2　北京对外中医药研发合作项目

序号	国际服务项目
1	与加拿大西安大略大学(University of Western Ontario, UWO)合作,在中国开展神经损伤修复药物研发
2	与加拿大 UBC 大学(University of British Columbia)脑研究中心合作,开展应用分子生物学技术,从中药中寻找防治老年性痴呆药物的研究
3	与加拿大天马药业集团(Pegasus Pharmaceuticals Group Inc.)合作,进行保健品注册、生物医药研发等
4	与巴基斯坦卡拉奇大学合作,开展中药产品的注册销售
5	与意大利丽塔·列维－蒙塔尔奇尼院士合作,开发出重组神经生长因子药物,并已产业化生产
6	代理承担中国医学科学院药用植物研究所、中国航天员中心多项中医药领域国际合作项目

（4）来京参加中医药学术会议：北京地区部委、市属、企业、部队等中医医疗、科研、教学机构云集，国际级别会议、学术交流活动众多。据不完全统计，2014 年在京召开的中医药领域各级各类国际大会及学术会议有 30 余场，境外来宾有 500 余人。

（5）中医药旅游：中国国旅等旅行社针对国外需求特点，将中医药养生保健项目与旅游路线打包，制定出符合境外特点的服务产品，为境外游客提供北京地区的中医药养生保健和文化旅游服务。每年来京数千人，而且正以倍数增长，市场巨大。

2014 年北京市中医管理局与北京市旅游委共同推出集古都风景、中医文化、养生为一体的一至五日旅游线路 6 条，中医药文化旅游示

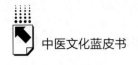
范基地 21 家。

2. 跨境交付

指服务的提供者在一国领土内，向另一国内的消费者提供服务的方式。例如通过远程技术手段进行跨国间的中医药远程教育、远程诊疗和养生保健等国际咨询服务。开展知识产权交易、数据库服务和服务外包等形式。

北京地区的中医药服务贸易，在跨境交付方面的表现方式主要以境外医疗服务、图书资料、远程教学、咨询和数据库服务为主。

（1）境外医疗、医药推广。随着北京市医疗服务人员资源短缺和工资收入的增加，到境外从事一年以上医疗活动的人员明显减少，而短期出境考察、交流、教学成为主导。如北京中医药大学近年来先后派遣专家 3000 多人次分赴 60 多个国家和地区访问、讲学、参与临床工作，并在美国、加拿大建立了联合培养博士生基地。各中医药专业学会、专业学术境外交流也日趋活跃。世界针灸学会联合会与俄罗斯莫斯科、伊尔库茨克和别尔哥罗德 3 家诊所签订长期人才交流协议，每年向其派遣 10～15 名中医服务人员。

北京凯晋科技有限公司开展中成药海外市场推广业务，从 2005 年至今实现中成药欧盟市场销售收入 10 多万美元，帮助国内企业天士力、亚宝、神威、天津中新药业等 9 家，实现 8 个批次 1000 多件产品的出口和以保健品的形式对欧盟的品种注册。

（2）出版、版权交易。如人民卫生出版社、中国中医药出版社等机构与境外同行开展中医药书籍、软件版权交易。《中医杂志》中、英文版出口到 30 多个国家和地区；与境外组织合作出版西班牙文版、意大利文版、德文版、法文版、葡萄牙文版、荷兰文版；在香港地区合作出版《香港中医杂志》。

中国中医药出版社每年均有一定数量的中医药类图书（中文版以及英文版）通过中国图书进出口公司等渠道出口到全世界，同时出版社每年还有一部分畅销图书的版权被国外以及中国台湾、香港等地区的图书出版商购买并出版发行。

（3）数据库服务。北京慈方医药科技有限公司，在为海外中医机构提供中医实时诊疗方面，研制了中医药辅助诊疗数据库软件，大大方便了境外中医诊疗的一致性、及时性和询证。

3. 商业存在

指一国服务提供者在另一国内设立商业机构，为该国消费者提供服务的方式。如到境外设立中医诊所、建立中医医院、开办与中医相关的服务机构，建立销售网点等为该国提供中医药服务。

（1）境外直接建立网点。例如成立于2004年的北京同仁堂国药有限公司，是我国在海外分销中药产品发展最快、最大的公司之一。在澳大利亚等16个国家和地区设立85家零售店铺，中药产品达2000余种。在波兰新设立了全资子公司，首次进入欧洲市场；在澳大利亚、新加坡和加拿大共新开设了7家分店。同仁堂国药的零售网络主要采用"医师诊断、保健服务带动产品销售"的综合模式。在海外累计咨询和诊疗的患者超过2000万人次。

（2）境外建立中医机构。东直门医院于1991年最早在欧洲建立魁茨汀中医医院，医院每年派一定数量的医务人员赴德工作，通过中药、针灸、推拿、气功等既有中医特色的治疗手段，提供高质量的医疗服务。魁茨汀中医医院是目前欧美国家唯一一所以中医药治疗为主，保险公司付费的中医院。截至2012年底，医院共收治住院患者3万余人次。北京中医药大学在澳大利亚建立"中医中心"，2014年11月17日，国家主席习近平与澳大利亚总理阿博特见证了双方签订仪式。北京中医药大学在日本兵库医科大学开设了中医药孔子学院。

4. 自然人流动

指一国服务提供者以自然人身份进入另一国内提供服务的方式。中国中医药服务人员、中医药服务贸易企业或机构派遣本部人员到国

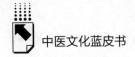
外，或中国中医师、教师到海外医疗机构从事临床、美容保健、教育、科研等或与中医药相关的文化、娱乐及体育服务。

（1）人员走出去。中国中医科学院、北京中医药大学及各医疗机构等通过与境外机构合作，提供医学专家、药学专家、护理人员到境外开展中医药医疗服务、科研技术指导、讲学、交换学者、护理等服务形式，平均年出境人数 2600 余人。世界中医药联合会每年召开一届世界中医药大会、国际区域性学术大会和学科、专业学术会议。自 2003 年以来，先后在中国北京、法国巴黎、加拿大多伦多、新加坡的新加坡市、中国澳门、澳大利亚墨尔本、荷兰海牙、英国伦敦、马来西亚古晋召开了 9 届世界中医药大会，共有世界 50 多个国家和地区的 7000 多名中医药专家、学者和从业人员参会。

（2）人员请进来。北京市政府、北京市中医管理局、世界中医药联合会等机构通过举办京交会、中医药国际学术大会、商业交流会等，吸引国外专业人员来京参会与交流。

（二）中医药服务贸易展示平台——"京交会"中医药板块

由商务部和北京市人民政府共同主办的中国（北京）国际服务贸易交易会（简称京交会），自 2012 年开始到 2014 年已举办了三届。累计接待 10.7 万人次，参展商 173 家、参展项目 865 项、签约 29 项、签约金额 6.6 亿元人民币。

2014 年第三届京交会中医药服务贸易板块，以"传统文化，健康服务"为理念，围绕中医药的卫生、经济、科技、文化和生态五大资源优势，通过观展、参会、听讲、体验等形式，全方位展示中医药服务贸易产业链的现状与发展，得到了国家领导人、组委会及参展观众的好评。零点调查公司对京交会 37 个展区观众印象深刻度调查，中医药排行居第七位。

由中医医、教、研、产、养生、健康旅游、医疗信息等 68 家机

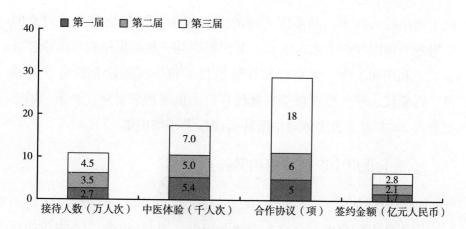

图4 三届北京交易会比较

构参加的第三届京交会中医药板块，共接待4.5万人次，其来自41个国家和地区。接受中医药体验服务7000余人次。会展期间，签约18项，达成合作意项93项、签约额2.8亿元人民币。项目内容包括民族医药、人才培养、开发美国市场和海外中医药发展中心、医疗合作等，涉及五个国家与中国香港地区。

开辟了民族医药专区、专场推介会。蒙、藏、回、苗医借助京交会平台，向世界展示了本民族传统医学成果。

举办的中医药人才培训说明会上，北京中医药大学等五所大学推出了人才培养项目，是京交会上行业教育参与省份最多、涵盖教育内容最广的一届推介会。

京交会上除开设嘉宾的中医专家诊疗外，还设立了同仁堂体验区、诊疗设备体验区、催眠疗法体验区、中草药识别体验区等，接受中医药体验7000多人。

京交会将中医药产业形成链条，除金融行业、文化行业参与外，国家中医药管理局还推出"中医药服务贸易先行先试骨干企业（机构）建设名录"和"先行先试重点区域建设名录"。北京市中医管理局与北京市旅游委共同推出了"首都中医养生文化旅游产品"，北京

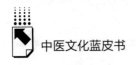

医生网络的云技术、朝阳区开通的"朝阳中医"微信公众点对点网络服务、地图导航、名医电台、名医查询等一批新媒体技术出现在展会上。利用光、声、电物理和计算机技术将中医理论相结合的脉诊仪、舌象仪、子午流注仪等一批科技产品也亮相于京交会。第三届京交会有30多家主流媒体对中医药版块作了详细报道。

（三）北京中医药贸易服务特点

1. 历史悠久

中医药国际服务在北京有着悠久历史，为在华境外人员提供中医药医疗保健服务、同仁堂的海外贸易等已经有数百年。

2. 贸易形式多样

贸易形式也呈现多样化趋势，以10种基本形式，涵盖了四种主要服务贸易形态。除了传统形式外，还有直接商业存在、知识产权交易和数据库服务等新形式。

3. 参与主体广泛

参与服务贸易主体多样化，呈现社会各界广泛参与的态势。在机构类别上有医院、大学、科研院所、科技公司、中药企业、出版社、社会组织等各类主体。在产权归属上有公立、民营、合资与个体等。

4. 优质资源集中

中医药医疗、保健、科研、教育、养生旅游、版权交易等贸易形式的服务供给资源，主要集中在北京中医药大学、中国中医科学院、北京中医各级别医院、同仁堂等公立机构和国有企中，社会力量拥有的中医药服务资源数量虽多，但品质不高。

（四）北京开展中医药服务贸易的优势

1. 首都优势

北京是我国政治、科技、文化、教育、国际交往中心，社会综合发展水平较高，同时是世界著名的文化古都、历史名城，科技产业雄厚、教育资源优秀、国际交往活动频繁。

2. 服务业基础好

北京是一个第三产业占主导地位的消费型城市，人均可支配收入、服务业规模和水平均居全国前列；同时，服务业整体发展在政策支持、人才支撑、规模效益等方面均有一定优势。

3. "京交会"平台高

京交会作为国家最大的贸易交流平台，成为北京各类中医药服务贸易主体和各国加强交流、开展贸易合作的最主要窗口，并利用现代信息技术，初步形成中医药服务贸易的线上、线下、国内、国际交融互动。

4. 中医药资源丰富

北京市拥有 140 家中医专科医院，中医药医疗服务水平较高；集中了中国中医科学院、北京中医药大学等在内的全国最高水平科研和教育机构，教育培训和研发能力居全国前列；同时具有同仁堂等知名的中医药企业，在中医药服务贸易市场各要素方面都深具优势。

5. 工作基础优势

北京是全国较早开展中医药服务贸易的地区之一，已经积累了一定的工作基础，如东城区为国家中医药发展综合改革试验区，朝阳区为北京市中医药服务贸易试点地区，为北京发扬优秀中医药文化、发展养生保健产业提供了前期探索；同仁堂等众多企业较早开展了服务贸易工作，为进一步发展提供了经验积累；中医药文化旅游示范基地和中医药服务贸易基地的建设，为大力发展中医药服务贸易奠定了部门合作基础。

（五）北京市相关政策措施

（1）北京市中医管理局与北京市旅游发展委员会开展了中医药

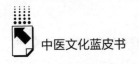

文化旅游示范基地建设工作。市中医局和旅游委对基地在文化建设、设施建设、产业链形成、宣传等方面给予支持和指导。

（2）北京市中医管理局与北京市商务委员会联合开展了北京市中医药服务贸易示范基地和项目的评选和认定工作。市商委在产业资金等方面给予支持。

二　存在的主要问题

当今世界经济发展中，国际服务贸易形式已广泛存在于现实生活中，并渗透到世界各地。十八大以后，党中央、国务院高度重视中医药的继承和发扬，并作为一个全新的概念被提到了空前的高度。这为中医药的发展及以服务贸易形式进行国际交流，提供了前所未有的机遇，也是解决问题的基础、制定思路的前提。

1. 思想认识不足，各项工作开展得还不够平衡

长期以来，中医药定性是事业、发展重点在国内，未曾从经济发展角度来定位中医药。所以，对于中医药从服务贸易角度的发展定位而言，中医药界从政府部门、大学、医院、科研机构到企业等各类市场主体，对中医药服务贸易发展路径、商业模式等均缺乏深刻认识。有些领域涉足不深，中医药服务贸易的优势未能得到充分体现，如养老领域等。

2. 政策不够清晰，路数尚需探索

中医药国际服务贸易民间交流热于官方，中医药服务贸易在民间较火，且多处于自由发展阶段。这客观反映出政府虽然在宏观政策管理方面因势利导给予了中医药较大程度的扶持，但对于如何有序发展，如何向更深、更广、更优发展的前期研究和引导较少，鼓励和促进中医药服务贸易的相关政策和配套制度尚不健全，政策措施也不太完善，混合型体制还不太明确，内在的激励机制未形成等。

3. 各国文化差异较大，兼容并蓄尚需磨合和认可

中医药服务在理论基础、服务模式、药物、治疗措施等方面都体现出很强的中国文化烙印，其他国家民众难以在短期内深入理解中医药。因此，文化差异成为制约中医药服务贸易的重要因素之一。

对接受服务的国家来讲，它不仅关系该国的经济，还关系文化、价值观念、道德等敏感的政治问题。同时，涉及对针灸针、中药等交易标的物的管理，包括对中医药从业人员、劳务政策等的管理，相对于实物贸易显得更为复杂，还需要较长的过程。

4. 各国、各地出于自我保护或是受利益驱动，尚存在对中医药服务贸易壁垒

中医药作为医疗手段进入所在国，必须要有行业认同、法律准入、药品检测等监管，这就需要有法律层面的许可和约定。同时，西方各国对于本国的医学保健也存在一定的市场保护，这给中医药服务贸易带来更多的挑战。

5. 专业人员匮乏，贸易发展基础差

中医药服务贸易的发展需要全行业获得服务环境、人才队伍、要素市场、融资体系等多方面的支撑，实际上目前优质资源过度集中在公立机构，公立机构的公益定位难以为贸易发展提供支撑，同时中医药还存在国际化人才奇缺、对国际市场了解不深、国际化服务融资体系落后等问题，发展基础较为薄弱。

三　决策路经与保障措施

1. 制定规划

在北京初步构建有利于中医药服务贸易发展的组织领导和政策保障体系，通过制定规划、设立专项扶持资金、落实中医医师多点执业政策、完善绩效考核体系等形式发挥政府引导作用，通过京交会、友

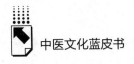

好城市交流年等平台宣传营造北京中医药服务贸易品牌，鼓励社会资本积极整合包括公立机构在内的中医药资源，开展中医药医疗保健、养生旅游、健康养老、教育培训、知识产权交易等各种服务贸易，创新服务贸易新产品、新模式和新业态。大力培养懂中医、懂外语、懂贸易等中医药国际化人才队伍，完善公立机构开展服务贸易的工作机制。

2. 加强基础工作

解决组织领导和政策保障问题；公立机构从事服务贸易的动力问题；服务贸易人才队伍建设问题；中医药资源整合问题、企业走出去问题。理顺关系，责权分明，固基强体，有序发展。

3. 提供多层次中医预防保健服务

鼓励社会资本进入中医预防保健服务领域，建立中医医疗、康复、护理、防护、养老等机构，把中医药服务贸易植入人民生活的全过程，形成多元化办医和服务贸易格局；允许条件成熟的公立中医医疗机构提供营利性的中医预防保健、健康养老服务，满足不同层次需求，扩大国际服务贸易领域与提高层级。

4. 积极开拓国际中医药健康服务市场

利用国际友好城市和"京交会"平台，进一步拓展国际市场，扶持优秀的中医药机构、科研机构、生产企业到境外开办院校、医院、诊所等，开展以中医药教育、医疗、科研、商贸为一体的国际服务贸易；塑造中医药服务国际品牌，建设中医药服务贸易示范机构和示范基地。

5. 促进中医药健康服务与关联产业的融合发展

探索建立医养融合发展模式。鼓励建设中医特色养老机构；支持现有养老机构大力开展以中医药医疗保健服务为主线的健康养老；鼓励中医医疗机构与养老机构合作，形成中医药服务贸易与健康养老二位一体的格局；引导社区卫生服务机构和社会中医药服务机构深入社区和居民家庭为老年人提供中医药健康服务，当好健康养老的主角。探索利用互联网等现代工具，进行网上会诊等智能服务。

促进中医药健康服务与旅游产业的有机嵌合。在已经具有的中医药健康服务与旅游产业融合的政策措施基础上，继续开发养生旅游项目，拓展产业链，力争建立一批国际知名的中医药养生旅游基地。

支持中医药健康文化机构发展；积极利用广播、电视等传统媒介和动漫、网络等新媒体做好中医药文化传播；鼓励创新中医药文化产品，形成具有中医药特色的健康文化产业链，支持建立中医药健康文化产业园，提升中医药文化产业水平。

做好北京中医药服务贸易工作，需有如下保障措施。

1. 加强组织领导

形成由北京市中医管理局、北京市商务委员会、北京市外事办公室、北京市旅游委员会、北京市财政局等单位共同协商的工作机制，负责制订和实施中长期发展规划，并负责统一部署、协调区域内中医药服务贸易工作。

2. 推进立法和政策研究

一是尽快出台我国自己的中医法；二是利用各种机会和渠道，推动国际中医立法工作；三是加强国家层面的中医药交流，扩大中医药国际份额，增加中医药的国际话语权。目前世界卫生组织已向世界各国正式推荐针灸治疗适应证，许多国家和国际组织开始重视并立法，加强管理或保护。但作为中医药发源地，我国对中医药仍缺乏法律保护。

3. 中医标准化研究

制定中医药国际标准化体系是提升中医药服务贸易国际竞争力的必要途径。但由于中医理论体系的不同，其与国际化标准接轨有一些难度，建立一种适合中医特点，又能与国际要求相契合的标准体系，

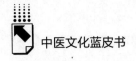
需要做大量的研究工作。

4. 积极落实多点执业政策

在财政、税收、金融、土地、外事、民政等方面制定能鼓励公立机构和社会资本开展服务的针对性扶持政策，是增加中医药服务贸易活力、提高国际竞争力、盘活中医药服务国际化资源的重要保障。

全国中医医院微信分析报告

高新军　姜洁冰*

摘　要：　新媒体时代下，各行业、机构对于微信的使用程度越来越高，中医医院也不例外。本文运用统计分析法，对全国中医医院①，开通微信公众号情况进行统计，研究其文章的内容、类型、发文频次、公众号菜单栏目、阅读量等数据维度和用户体验，呈现当前全国中医医院微信号运营现状，并分析其存在的问题。

关键词：　全国中医医院　微信公众号　三甲中医院　排名

目前国内很多医院已经利用微信平台来发布关于医院信息、就医指南、养生科普等资讯，还有部分医院的微信号已经实现了挂号支付等服务功能，医院使用移动技术来提升效率的趋势愈发明显。不过目前大多数医院的微信开发程度还比较低，中医院微信公众号情况尤其如此，存在很大的改进空间。现有的医院微信报告中，几乎没有涉及对中医院微信的研究。本文将运用统计分析法，对全国中医医院开通微信公众号的情况进行分析。

＊　高新军，记者，中国中医药报社新媒体部主任，研究方向：中医药新闻传播、新媒体运营、舆情分析；姜洁冰，编辑，舆情分析师，中国中医药报社，研究方向：网络舆情、新媒体研究。
①　包含民族医医院、中西医结合医院、中医专科医院，下同。

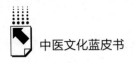

数据显示，截至 2015 年 3 月 10 日 0 时，全国已有 166 家公立中医院开通了微信，已有 125 个进行了认证，有 41 个未认证；有 97 家民营中医院开通微信并认证。开通微信公众号的公立中医院中，其中三甲医院有 149 家，订阅号 86 个，服务号 66 个。长春中医药大学附属医院、佛山市中医院、江门市五邑中医院等三家中医院同时具备微信服务号和订阅号。

据统计，民营中医医院的微信号，文章阅读量普遍较低。非三甲中医院微信号的关注度也不高。因此，本报告对 153 个公立三甲中医院微信公众号进行了调研。为了确保数据的稳定性和准确性，我们对 3 月 2～10 日一周内各微信账号推送的文章，从文章的类型、内容、发文频次、公众号菜单栏目、阅读量等数据维度和用户体验角度，做出初步评估，以供参考。

一 全国公立三甲中医院影响力分析

（一）各省微信数量

表1 全国各省微信数量

地 区	订阅号数	服务号数	总数
广 东	9	9	18
浙 江	9	6	15
江 苏	5	6	11
湖 南	9	1	10
山 东	6	3	9
北 京	2	6	8
河 南	3	5	8
辽 宁	3	4	7
福 建	6	1	7
广 西	4	2	6

续表

地　区	订阅号数	服务号数	总数
河　北	1	4	5
湖　北	2	3	5
四　川	3	2	5
天　津	3	1	4
上　海	4	0	4
黑龙江	2	2	4
山　西	2	2	4
云　南	3	1	4
陕　西	2	1	3
重　庆	2	0	2
吉　林	1	1	2
甘　肃	1	1	2
宁　夏	0	2	2
新　疆	2	0	2
安　徽	1	0	1
江　西	1	0	1
贵　州	0	1	1
海　南	0	1	1
内蒙古	0	1	1
青　海	1	0	1

　　表1为全国公立三甲中医院开通微信账号数量，其中广东省最多，共有18个。北京、江苏、湖南、浙江、山东、河南等开通的数量也较多，但对于订阅号或服务号的侧重各有不同。北京、河南侧重于服务号，浙江、山东、湖南侧重于订阅号。除此以外，四川、河北、湖北、辽宁、福建、广西开通数量都在5个以上，其他省开通数量相对较少。

　　全国范围内看，中医院对利用新媒体进行医院宣传的重视程度有了很大的提高。根据最新数据，全国共有363家三甲中医医院，目前公立中医院有350家,有149家开通微信账户,占比为42.6%。新媒体平台在医院的利用率正逐渐提升,中医院已普遍认识到新媒体平台在中医院宣传、改进服务质量等方面所具有的重要作用。

(二)微信公众号总阅读量排名

1. 订阅号总阅读量 TOP10

表2　公立三甲中医院订阅号周阅读总量 TOP10

序号	账号名称	认证信息	总阅读量
1	广东省中医院	广东省中医院	77668
2	山西省中医院(省中研)	山西省中医药研究院(山西省中医院)	39906
3	广州中医药大学一附院	广州中医药大学第一附属医院	31053
4	新疆中医医院	新疆维吾尔自治区中医医院	25241
5	广东省第二中医院	广东省第二中医院	16300
6	佛山市中医院	佛山市中医院	13755
7	上海中医药大学附属龙华医院	上海中医药大学附属龙华医院	8971
8	江门市五邑中医院	江门市五邑中医院	7174
9	温州市_中医院	温州市中医院	7134
10	河南省中医院	河南省中医院	6030

公立三甲中医院订阅号的一周总阅读量存在显著差距,可大致分为三档。广东省中医院总阅读数量超过了7万,高居第一梯队;山西省中医院(省中研)、广州中医药大学一附院、新疆中医医院、广东省第二中医院、佛山市中医院总阅读量破万,形成第二梯队;总阅读量在6000~9000的,包括上海中医药大学附属龙华医院、江门市五邑中医院、温州市_中医院、河南省中医院4个账号,形成第三梯队。

2. 服务号总阅读量 TOP5

表3　公立三甲中医院服务号一周阅读量 TOP5

序号	账号名称	认证信息	总阅读量
1	北京中医医院	首都医科大学附属北京中医医院	25867
2	佛山市中医院	佛山市中医院	12327
3	深圳市中医院	深圳市中医院	11147
4	河南中医学院第一附属医院	河南中医学院第一附属医院	5082
5	浙江省新华医院	浙江省新华医院	3729

从总体上可以看出，除了北京中医医院、佛山市中医院、深圳市中医院三个服务号的阅读量比较突出外，其他医院的服务号阅读量都很少，这与其本身的性质有一定关系，服务号侧重医疗服务，订阅号则侧重信息传播，对于订阅号阅读量的分析比较有价值。

（三）订阅号文章平均阅读量 TOP10

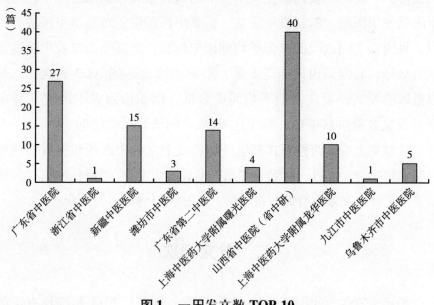

图1　一周发文数 TOP 10

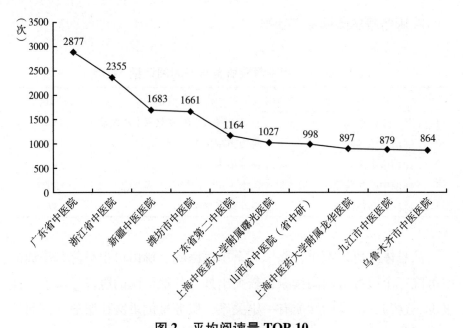

图2 平均阅读量 TOP 10

　　全国公立三甲中医院微信订阅号的信息推送，已有两种明显不同的风格：一是精品模式，发文少但平均阅读量高，例如上海中医药大学附属龙华医院、浙江省中医院、新疆中医医院、潍坊市中医院等账号。每周发文频次较低，但平均阅读量较高，尤其是浙江省中医院微信公众号，监测周内只推送1条，平均阅读量达到2000多次。二是以量取胜模式，发文多但平均阅读量低，例如山西省中医院（省中研）发文数量虽然很多，每周达40篇，阅读均量却较低。

　　从效果上看，两种模式都能一定程度上宣传中医药和提升所属中医院的影响力。不过，从效率和品牌发展的角度看，"精品模式"的传播效果更好，文章内容编写得精彩，能够吸引到更多的受众。

二　发文频次

　　2015年公立三甲中医院的微信号发文频次与2014年相比有了明

显的提高。在本研究的监测周内，有 21% 的微信号没有推送信息。这在一定程度上说明了，其微信账号的活跃度太低，不具备持续的传播力和影响力。2015 年以来，还有 8% 基本上未发布过任何信息的"僵尸微信号"，这与 2014 年的 37% 相比已大幅度减少。

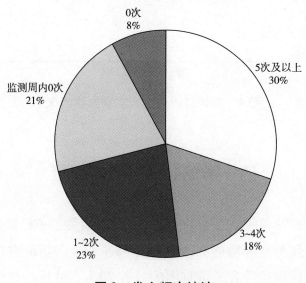

图 3　发文频次统计

三　内容类型

本部分研究的样本为全国公立三甲中医院微信订阅号发布的文章。

整体而言，医院微信订阅号同时具备了服务属性与媒体属性，前者较强。从图 4 中可以看出，41% 的内容为日常养生，说明大部分微信订阅号关注了普通用户的需求。另外，医院动态也占了很大的比重，这与医院微信号自身性质有关。需要加强的是，关于药膳食疗的内容推送较少，其实这一部分便于人们操作，具有较大的实用性，应该予以重视。

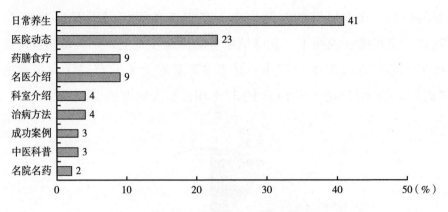

图4　微信订阅号发布文章内容情况

四　微信公众号栏目设置

据统计，73%的公立三甲中医院微信号设置了子栏目，情况比较乐观。开设预约挂号功能的微信号占38%，这一功能有待开发。公立三甲中医院微信号开通微官网的只有20%。另外，对于微信新开发的"客服"功能，只有5家微信号在使用，"客服"对于医院微信号来说也是很值得利用的功能。

（一）微信订阅号子栏目开设情况

表4　TOP10公立三甲中医院微信订阅号子栏目开设情况一览表

序号	账号名称	认证信息	栏目名称
1	广东省中医院	广东省中医院	无栏目
2	山西省中医院（省中研）	山西省中医药研究院（山西省中医院）	医院信息、自助服务、更多
3	广州中医药大学一附院	广州中医药大学第一附属医院	医院简介、就诊助手、更多

序号	账号名称	认证信息	栏目名称
4	新疆中医医院	新疆维吾尔自治区中医医院	健康信息、医院简介、服务信息
5	广东省第二中医院	广东省第二中医院	医院首页、专家专科、就医指南
6	佛山市中医院	佛山市中医院	医院概况、问医生、信息查询
7	上海中医药大学附属龙华医院	上海中医药大学附属龙华医院	信息栏、微官网、微导诊
8	江门市五邑中医院	江门市五邑中医院	预约挂号、就医指南、健康之窗
9	温州市_中医院	温州市中医院	医院介绍、预约挂号、微导医
10	河南省中医院	河南省中医院	就医指南、服务咨询、新闻动态

（二）微信服务号子栏目开设情况

86%的三甲公立中医院微信服务号开设了子栏目，但用户体验大不相同，绝大多数停留在初级服务上。下面以佛山市中医院、北京市中医医院这两家典型的微信服务号为例，进行说明。

1. 佛山市中医院

微信号"佛山市中医院"的认证信息为佛山市中医院，该服务号开通了3个子栏目，分别为挂号、个人中心、更多。挂号栏目包含预约挂号、当天挂号、我的挂号、我的住院4个目录；个人中心包含我的信息、我的费用、我要支付、就诊指引、检验检查、医院简介、就医反馈等目录。[1]

---

[1] 《全国中医医院微信分析报告（2014）》，中国中医药报社舆情监测研究中心，《中国中医药报》2014 年 9 月 4 日。

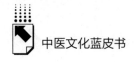

2. 北京中医医院

微信号"北京中医医院"的认证信息为首都医科大学附属北京中医医院，该服务号开通了 3 个子栏目，分别为医院信息、预约登记、服务。包含有医院介绍、专家介绍、医院攻略、停诊信息、医院通知、预约流程、预约须知、个人信息、预约登记等目录。[①] 可以看出栏目设置在服务方面体现得非常人性化，从指导用户怎样进行预约登记，到实现预约挂号，用户能够享受到比较流畅的服务。

五 结论及建议

（一）结论

通过对全国公立三甲中医院微信情况的研究，发现存在如下问题。

1. 微信运营效果差异显著

主要表现为全国不同区域的医院微信开通率存在差异，如东、中、西部的医院微信开通率差距较为明显。此外，不同中医院的微信公众号在内容推送频率和单篇最高阅读量方面，差距也很明显。

其中的原因可以分为两个方面。其一是微信开通率与区域经济基础和医疗生态环境相关。东部地区经济较为发达，公众使用微信等新媒体的情况较高，加之东部地区医疗机构间竞争更为激烈，医院进行宣传和传播的诉求也较强。这就反映出医院开通微信与区域内整体的经济和医疗竞争环境、区域人口文化水平等因素有关。

2. 部分中医医院对微信的重视程度不够

其一，尽管公立三甲中医院微信开通率与 2014 年相比有所提高，但还未达到50％。其二，推送频率较低，存在半个月才推送一次的

---

① 《全国中医医院微信分析报告（2014）》，中国中医药报社舆情监测研究中心，《中国中医药报》2014 年 9 月 4 日。

账户以及僵尸账户。其三，少数微信公众号只为了跟风而开通，既无内容也无菜单。其四，文章内容可读性较差，医院新闻动态枯燥乏味，将微信当作工作动态发布平台，用户体验差。

3. 大部分医院对微信服务功能的开发和认识不足

一般都提供有专家出诊信息、医院位置地图等服务，但有的操作不便。虽然有的账号设有预约挂号、检验结果查询等功能，但显示无法使用。微信公众号的互动性还没有充分利用起来，目前仅有 3 家运用了微信客服功能。

4. 微信发布频率与阅读量未呈现正相关

中医院微信公众号总体呈现两种模式，一是发文少而平均阅读量高的"精品模式"，二是发文多而平均阅读量低的"以量取胜模式"。这说明并非发布频率高、发布文章多，就能带来高阅读量。

（二）建议

1. 加强对微信的重视和对其传播功能的认识

传播精品文章，提高内容的可读性，美化版式，以质取胜而非以量取胜；通过推送文章打造医院品牌，体现人文关怀，尽可能消除医患之间的隔阂。

2. 提高对微信服务功能的利用

其一，利用微信平台优化就医流程。医院可以通过开发预约挂号和微信支付等功能使就医流程更加便捷和顺畅，如佛山市中医院微信平台可以实现病患预约挂号和微信支付，以及使用微信停车优惠等，使得病患在就诊过程中更加便捷，体验更加良好，医院的就医流程也得以改善和提升。其二，利用微信平台有效改善患者就医体验。医院可以通过分诊和导医等功能改善患者就医体验。

3. 扩大微信的服务范围

中医院微信大部分以资讯推送为主，也有部分实现了预约挂号、

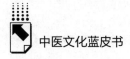

取报告单、微信支付等服务功能。但微信对于医院的价值不止如此，微信还可以成为患者管理工具。首先，医院通过微信收集目标患者健康方面的数据，分析出其潜在的医疗服务需求，从而对其进行针对性的在线咨询以及线下的疾病健康教育，并在必要的情况下采取及时治疗；其次，在术后管理方面，医院可以通过微信基于数据的反馈，进行患者随访，将其治疗的终点后移至患者疾病健康管理的整个周期，从而实现医院品牌的长期渗透。

B.14
中医药文化节的"新常态"展望

张超中*

摘　要：　在中国国内举办"中医药文化节"本应是一件容易的事，但是由于时代背景和地域不同，各地都经历了一个由探索到相对成熟的过程，并显示出各自的地方特色。北京市由文化宣传入手，把"宣传周"与"文化节"合二为一，逐渐贴近百姓的"节日"需求。河南省南阳市以"医圣"张仲景为核心，走出了文化、科技和产业三结合的道路。陕西省铜川市以弘扬"药王"孙思邈文化为基础，试图促进本地的产业转型。总体来看，满足健康需求是当前各地举办中医药文化节的共同目的。随着中国文化和中医药的复兴，上述目的也许要深藏幕后，老百姓将直接享受"过节"带来的文化欢愉。

关键词：　中国文化　中医药　文化节　健康　新常态

　　在人们常见的对中医药的描述中，"历史悠久"、"源远流长"、"博大精深"、"简便验廉"等词语多为普遍。当然，上述词语都是从

---

*　张超中，哲学博士，中国科学技术信息研究所研究员，（全国）老子道学文化研究会副会长、中国哲学史学会中医哲学专业委员会副会长，研究方向：中医哲学与文化、道学。

肯定的角度凝练而成的文化评价，每一个词语中也都蕴藏着极为丰富的文化内涵。在现时代的中国社会，要使每一个人都对其文化内涵有所认识和体会殊为不易，而举办"中医药文化节"则是一个综合而简捷的促进措施。2009 年，国家中医药管理局启动了综合试点工作。作为首批国家中医药发展综合改革试验区，北京市东城区的试点任务就是促进中医药的文化建设和发展。为了探索试验区建设的新路径和新办法，北京市中医药管理局及北京市东城区从开始试点的当年，就举办了首届"中医药健康文化节"，赋予了始于 2008 年的"中医药文化宣传周"以新的意义。直至 2014 年，"宣传周"和"文化节"合二为一，共同举办了五届。总体看来，具有政府意志的北京市"中医药健康文化节"的举办过程非常顺利，其效果和影响却耐人寻味，使人意识到中医药文化确实具有其独特性，需要社会共建才能促进其总体向好发展，而恢复一个民族的文化记忆则是超越"文化节"短期目标的历史要求。

一 "中医药文化节"的由来

中华民族具有悠久的节庆传统，春节则成为延续至今的最大最隆重的节日。改革开放以来，每逢春节，中国都会上演大规模的人口流动，令世界叹为观止。由此可见，尽管一眼望去中国发生了很大的变化，但传统的力量尚在，就潜藏于"合家欢"和"辞旧迎新"等甚为平常的民族文化集体心理意识之中。

事实上，举办"中医药文化节"的目的也是相当简单和明确的，就是为了增进人民大众和全人类的健康。只是由于历史的原因，要使中医药成为人们首选的直接迅捷的健康促进手段也殊为不易，因为近百年来中医药遭受了诸多的误解，曾被冠以"旧医药"、"封建医"、"伪科学"等污名，从而一度成为"落后"的代表。在没有堂而皇之的"正名"之前，一般来说百姓们还是很容易受多年来"先入之见"的影响，因为追求"先进"而不愿意选择"传统医学"，可见"正名"并不是简单的宣告"平反"那么轻而易举。"正名"的途径也有很多种，其中在百姓心中最具权威性的当然是政府的大力宣扬。因此，在 2009 年 3 月国务院颁布了《关于扶持和促进中医药事业发展的若干意见》之后，大力宣传中医药成为举国上下的一项必须实施的工作。在这种情况下，北京中医药管理局出面组织"中医药文化节"应当说是合乎时运的，既具有正当性，又具有权威性。

至今为止，海内外的中医药界人士仍然在每年的 3 月 17 日举办"国医节"，用以纪念 1929 年的当天所举行的抗议"取消旧医药"的大型活动，特别是海外的中医药界对此尤为重视。当时的中医药同仁在抗议时曾经提出了"提倡中医以防文化侵略，提倡中药以防经济侵略"的口号，使得后来在海外举办的"国医节"具有了另一种意义——中医药已经成为全球化过程中起到积极作用的新力量。对比之下，在新的形势下举办"中医药文化节"，不仅政府的态度已经从模棱两可变为积极提倡，而且其宗旨已经不是防止"侵略"，而是超越了以往的"苦大仇深"，成为中华民族面向全球化时代新的"辞旧迎新"的文化活动。当然，上述看法太具有概括性，使人不太容易骤然理解其中的"推类思维"。事实上，中国的节庆活动基本上都属于民俗，即民间文化。根据其学术上的传统内涵，民俗就是一种来自于人民、传承于人民、规范人民，又深藏在人民中的行为、语言和心理的基本力量。由此来看各式各样的"中医药文化节"，其中蕴涵的民间文化的基本要素甚为显著，或者进一步说，"中医药文化节"的举办预示着中华文化的内在意识及其"基本力量"将通过中医药而得以苏醒和增强。

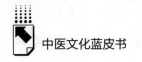

二 北京市"地坛中医药健康文化节"的演变

由于身处首都，北京市民的文化活动自然是多种多样，其中就包括发源于本土的养生文化活动和来自于世界各地的健康体验活动。近年来，北京市政府在综合研究的基础上提出建设"文化中心"和"世界城市"的战略构想，使得北京市的文化产业在取得大发展的同时，具有时代特色的"新文化"建设问题也凸显出来。在很多学者依然习惯性地停留在理论推导而不得其门的时候，落地于北京市东城区的"国家中医药发展综合改革试验区"在"文化试验"中渐渐摸索出新经验，探索出新道路。

中医药是彻头彻尾的本土文化，如果按照其历史发展过程中的自然、文化和社会态势，本不应该受到特别的保护和宣传。正如原来的水土一样，掘地三尺，当有清流汩汩而出。但是中国的环境污染和水土流失问题毕竟已经很严重，非要经过特别的保护治理措施，原来的"清流"才有可能重现。对中医药的复苏来说，其特别措施首先是增强对中医药的文化意识和认知，这也是政府和民间同样秉持的共识。2007 年 7 月，由国家中医药管理局联合科技部、卫生部等 16 个部门开展的首次"中医中药中国行"大型宣传活动在北京启动，活动主题是"传承中医国粹，传播优秀文化，共享健康和谐"，通过在全国范围内举办大规模的中医药科普宣传活动，集中展示中医药的科学价值、特色优势及在预防、保健、养生和康复等方面的独特作用。一般来说，这样高规格活动的"科普"对象应当是社会大众，可耐人寻味的是有关国家部委在为期三年的活动过程中改变了对中医药的认知，在财政预算中增列了"文化建设"专项经费，国家中医药管理局也在建立自己的专家委员会时明确了中医药的特殊性，认识到中医药的"科普"与一般的科普活动不同，必须在"文化建设"的指导与引领下才能开展。

在国家层面的带动和影响下，"首届北京中医药文化宣传周"活动于2008年5月25日在朝阳公园举行。这次活动由中国医药卫生事业发展基金会、北京市卫生局、共青团北京市委、北京市委教工委、北京市中医药管理局等单位共同主办，通过其"健康奥运、健康北京、弘扬国医、服务民生"的活动主题，我们看到，主办者是希望借助于奥运会的正当性来确立"国医"的权威性。在这次活动中，十位在中医药科普宣传活动中做出突出贡献的中医名家被确定为首都中医药养生首席指导专家，他们向全社会发出了"中医养生箴言"，就像世界卫生组织确立各种"卫生日"一样，他们也倡议确立"中医养生日"，为以后的中医药文化节的举办埋下了合乎逻辑的伏笔。

2008年底，国家中医药管理局正式同意北京市东城区成为首批"国家中医药发展综合改革试验区"。2009年5月，北京市中医管理局和东城区政府联合主办"第二届北京中医药文化宣传周暨首届地坛中医药健康文化节"，并使这一活动一直延续下来，成为北京市乃至全国中医药文化活动的亮点。从表1所列的每届中医药健康文化节的主题和活动宗旨来看，前几届确实是以宣传为主，"节庆"的气氛并不太浓厚。到了第五届和第六届，活动主题及其宗旨已经逐渐贴近于"节庆"的本意，逐渐从"贴近百姓"变为"服务百姓"，形成一种近乎传统风格的"健康文化节"。

表1　历届北京市"地坛中医药健康文化节"的主题和活动宗旨

届　数	主　题	活动宗旨
第一届（2009年）	弘扬中医药文化，提升中医药服务，创新中医药发展	围绕全民健康，让社会了解中医药在维护人民健康、促进经济社会发展等方面的重要地位和作用，使中医药走近百姓，贴近生活，惠泽千家万户

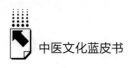
届　数	主　题	活动宗旨
第二届(2010 年)	绿色中医、健康生活、贴近百姓、时尚养生	通过中医文化展示体验区、养生保健操互动坛、中医药养生文化园、百姓养生大讲堂、中医药文化长廊、中医药博览大道六大主题区域的活动,向社会全方位展示中医药健康文化的魅力
第三届(2011 年)	健康、文化、创新	突出中医药传统文化与创新理念,通过对社区中医药服务体系、针灸非物质文化遗产、中医传统适宜技术、中医药精品图书、中药标本与制剂的展示,配合"名院、名科、名医"大型义诊和中医传统适宜技术体验,让百姓走近中医文化、体悟中医魅力
第四届(2012 年)	健康·文化·创新	以中医药文化建设为根基,中医药文化发展为核心,中医药文化繁荣为支撑,建设中医药核心价值观,推动中医药事业"医疗、保健、科研、教育、产业、文化、国际发展"七位一体全面发展,传承发展祖国传统优秀文化和社会主义先进文化;以中医药文化普及带动中医药知识普及和技术普及,践行"健康北京人""健康北京"理念,倡导"品味文化·解读健康·科学养生"三位一体的健康科普模式,为首都乃至全国提供可资借鉴的中医药文化普及形式
第五届(2013 年)	中医药文化,在你我身边	传播文化、服务百姓、促进健康
第六届(2014 年)	弘扬传统文化,促进健康服务	传播文化、服务百姓、促进健康

三　我国主要"中医药文化节"的基本特点

总体来看,"政府主办、社会参与、专家支撑、百姓受益"是当前我国举办有关"中医药文化节"的基本特点。

从举办"首届北京中医药文化宣传周"开始，北京市中医管理局一直是主办者，及至翌年举办"首届地坛中医药健康文化节"，北京市中医管理局又携手北京市东城区人民政府等政府机构和单位，使"文化节"带有深深的官方烙印。在"官方"的主持下，来自与中医药有关的医院、协会、学会和企业的专家学者成为文化节的主角，他们为文化节期间的系列活动，诸如义诊、科普讲坛、非物质文化遗产宣传、养生讲座、中药现场制作、科普图书出版和讲解等提供了权威性的知识。以义诊为例，在"首届地坛中医药健康文化节"上，北京14家中医院、15家综合医院的百余名专家现场为群众义诊。次年，又有来自北京地区中医名院的22个国家级中医药名科及其网络携手单位、24个综合医院示范中医科的156名中医专家为市民提供权威、专业的义诊咨询。在第三届上，共有本市27家权威医疗机构的150多位中医、中西医结合专家为市民提供专业义诊咨询，累计达9000余人次。在第四届文化节期间，共有本市37家权威医疗机构的近200位中医、中西医结合专家为市民提供专业义诊咨询累计达8000余人次。第五届的义诊咨询专家层次高、人数多，众多国家级、市级名老中医和中青年名中医等中医专家共计227人进行为期三天的现场中医健康咨询；第六届150位中医专家为近万人次进行了义诊咨询。义诊情况见表2。

表2　历届地坛中医药健康文化节义诊情况

届　数	义诊机构数(个)	义诊专家数(人)
第一届(2009年)	29	100⁺
第二届(2010年)	46	156
第三届(2011年)	27	150⁺
第四届(2012年)	37	200⁻
第五届(2013年)	—	227
第六届(2014年)	—	150

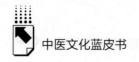

在表 2 中显现的并不是义诊机构和专家的数量规律，而是"义诊"作为一项免费的活动，其在"文化节"期间的意义象征着老百姓的节日福利，因为在平时的应诊期间，不仅这些专家的挂号费不菲，而且往往需要颇费一番周折才能与他们见上一面。不过，由于这些中医药专家学者都很牵挂中医药事业的良性发展，一旦政府强调以中医药事业发展为目标，他们也自然愿意倾其所有，把参加"义诊"作为回馈社会的最好方式。从以"义诊"为代表的文化节活动来看，中华文化的内在意识及其"基本力量"显现为一种"活态"文化，使文化节成为老百姓自己的节日。

作为建设国家中医药发展综合改革试验区的一个重大举措，"地坛中医药健康文化节"的另一个突出特点是比较注重文化的纯粹性，各项活动很少带有功利性的经济目的。但是，应当指出的是，与同样举办中医药文化节的河南南阳和陕西铜川相比，"地坛中医药健康文化节"缺少"宗教性"的祭祀活动，使"地坛"的地理作用相对弱化。事实上，选择地坛公园作为文化节的主场是不得已的，因为要真正表现中医药文化的"天人合一"内涵，天坛公园比地坛公园更合适。只是由于受到行政区划的限制，彼时的天坛公园尚属于北京市崇文区管辖。现在的新东城区已经对天坛公园具有管辖权，未来的"地坛中医药健康文化节"的几项重要活动也许可以安排在天坛公园进行。

作为最早举办中医药文化节的地方，河南省南阳市以中医医圣张仲景的影响为依托，从 2002 年开始至今，已经举办了 11 届"南阳张仲景医药科技文化节"。目前，这个文化节是由国家中医药管理局、国家科技部和河南省人民政府共同主办，南阳市人民政府从原来的主办方退变为承办方，使得这个文化节成为国家级的"节庆活动"。主体活动有综合、展览、学术、经贸和文化旅游等五大板块。从表 3 所列的历届活动主题可看到，"健康"也是张仲景医药科技文化节不变的主旋律,而对参加者来说,拜谒位于南阳市的医圣祠则是必不可少的关键活动。事实上,在每一届的文化节期间并不都是中医药活动,作为承办方的南阳市人民政府也安排了关系本地发展的其他招商项目,希望取得文化发展与促进地方经济发展的双向良性互动。在这方面,位于南阳西峡县的宛西制药集团公司在付出很大的努力之后,已经得益于"仲景牌"影响的扩大和增值。有理由相信,随着国家中医药文化建设不断取得新的突破,"南阳张仲景医药科技文化节"的主题将会更加注重"医圣"本身的文化内涵,从而真正奠定中医药造福社会、服务百姓的文化"示范"基础。

表3 历届南阳张仲景医药科技文化节的活动主题

届　数	活动主题
第一届(2002 年)	南阳——新世纪的希望
第二届(2003 年)	南阳·绿色的呼唤
第三届(2004 年)	走进绿色南阳,感悟医圣之光
第四届(2005 年)	西峡·绿色的家园
第五届(2006 年)	开放、合作、创新、发展
第六届(2007 年)	绿色、健康、合作、发展
第七届(2008 年)	传承、创新、合作、发展
第八届(2009 年)	传承中医国粹,传播优秀文化,推动科技创新,共享健康和谐
第九届(2010 年)	弘扬仲景文化,倡导科学养生,追求健康生活,促进社会和谐
第十届(2011 年)	弘扬中医国粹　传承仲景文化　共享健康生活
第十一届(2013 年)	大中医、大健康、大民生、大产业

近几年,"药王"孙思邈的故乡陕西省铜川市也于 2011 年和 2012 年连续举办了两届"中国孙思邈中医药文化节",影响日益扩大,国务院在规范全国性的节庆活动时也保留了这个新兴的"文化节"。从表4来看,这两届活动的主题基本上没有变化,其中最值得注意的是"促进城市转型"的内容,这也可能是国务院保留这个文

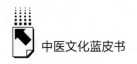

化节的基本原因。目前，"中国孙思邈中医药文化节"的主办方是国家中医药管理局、中国贸促会和陕西省人民政府，和南阳市一样，铜川市也是承办者。每次文化节期间都会首先举办公祭药王的活动，随着公祭程序的不断完善，人们必然会不断增加对"药王"和中医药文化本身的敬仰和信心，从而增强人们对本民族文化的自信心。

表4　中国孙思邈中医药文化节的活动主题

届　数	活动主题
第一届(2011 年)	弘扬药王思想,发展养生产业,促进城市转型
第二届(2012 年)	弘扬药王文化、传承药王思想、发展养生产业、促进城市转型

值得强调的是，上述三个不同的"中医药文化节"的举办都得到了国家中医药管理局的大力支持，在历届文化节上都能够看到有关领导同志的身影，听到他们热情洋溢的讲话。不过也应该看到，形势发展得太快，在国家层面的中医药"文化建设"项目中，还甚少有专家学者建议应当正视"文化节"的宗教性意义和价值。如果人们在活动中真正理解和学会了"诚"、"敬"的文化内涵，那么就会有助于中医药文化核心价值观的传播和普及，中医药文化的复兴也就为时不远。

四　"中医药文化节"的"新常态"

在国家大力扶持和促进中医药事业发展的大趋势下，除了上述"文化节"活动外，各式各样的"中医药文化节"正在呈现风起云涌之势。粗略来看，主办主体有各级政府、学会、协会、科研院所、企业等，规模大小不等，甚至"非物质文化遗产"项目传承人的一个活动也可称为"微节"。举办"文化节"的理由多种多样，可以是纪念炎黄先祖、中医流派创始人和继承人，也可以是促进地方的健康、经济、文化发展等等。从这些"文化节"举办的缘起中能够真正看到中医药历史悠久、博大精深并非虚言，而一个国家和民族的文化记忆也在"过节"过程中逐渐重现。

中华民族是一个具有"实用理性"的民族，在经过"西风压倒东风"的特殊历史时期之后，到底如何开启新的历史发展进程？这正在上升为全社会共同思考的新问题。中医药本是实用之学，如今在此基础上举办"文化节"，显示出人们已经不再满足于单纯的"技法"，而要从中发现和弘扬"文化之道"。由于中医药与中华传统文化本来就密不可分，中医在实践之中将"天人合一"和"天人相应"的思想发展得淋漓尽致，因此可以想象，"中医药文化节"的举办有可能成为促进和引领中华文化发展的"新常态"。

当然，由于"新常态"仍然处于一种"可能"状态，人们在"中医药文化节"中看到、听到和体验到的都是比较合乎当前各种规范的"健康"状态，而促进健康也成为最正当的节庆理由。也许到"新常态"真正来临的时候，人们就会在中医药文化的语境和教化中直接获得健康，从而不再仅把"健康"作为举办"文化节"的令牌。

法 律 声 明

  "皮书系列"（含蓝皮书、绿皮书、黄皮书）之品牌由社会科学文献出版社最早使用并持续至今，现已被中国图书市场所熟知。"皮书系列"的LOGO（）与"经济蓝皮书""社会蓝皮书"均已在中华人民共和国国家工商行政管理总局商标局登记注册。"皮书系列"图书的注册商标专用权及封面设计、版式设计的著作权均为社会科学文献出版社所有。未经社会科学文献出版社书面授权许可，任何使用与"皮书系列"图书注册商标、封面设计、版式设计相同或者近似的文字、图形或其组合的行为均系侵权行为。

  经作者授权，本书的专有出版权及信息网络传播权为社会科学文献出版社享有。未经社会科学文献出版社书面授权许可，任何就本书内容的复制、发行或以数字形式进行网络传播的行为均系侵权行为。

  社会科学文献出版社将通过法律途径追究上述侵权行为的法律责任，维护自身合法权益。

  欢迎社会各界人士对侵犯社会科学文献出版社上述权利的侵权行为进行举报。电话：010-59367121，电子邮箱：fawubu@ssap.cn。

社会科学文献出版社

权威报告·热点资讯·特色资源

皮书数据库
ANNUAL REPORT(YEARBOOK)
DATABASE

当代中国与世界发展高端智库平台

S 子库介绍
ub-Database Introduction

中国经济发展数据库

涵盖宏观经济、农业经济、工业经济、产业经济、财政金融、交通旅游、商业贸易、劳动经济、企业经济、房地产经济、城市经济、区域经济等领域，为用户实时了解经济运行态势、把握经济发展规律、洞察经济形势、做出经济决策提供参考和依据。

中国社会发展数据库

全面整合国内外有关中国社会发展的统计数据、深度分析报告、专家解读和热点资讯构建而成的专业学术数据库。涉及宗教、社会、人口、政治、外交、法律、文化、教育、体育、文学艺术、医药卫生、资源环境等多个领域。

中国行业发展数据库

以中国国民经济行业分类为依据，跟踪分析国民经济各行业市场运行状况和政策导向，提供行业发展最前沿的资讯，为用户投资、从业及各种经济决策提供理论基础和实践指导。内容涵盖农业，能源与矿产业，交通运输业，制造业，金融业，房地产业，租赁和商务服务业，科学研究环境和公共设施管理，居民服务业，教育，卫生和社会保障，文化、体育和娱乐业等100余个行业。

中国区域发展数据库

以特定区域内的经济、社会、文化、法治、资源环境等领域的现状与发展情况进行分析和预测。涵盖中部、西部、东北、西北等地区，长三角、珠三角、黄三角、京津冀、环渤海、合肥经济圈、长株潭城市群、关中—天水经济区、海峡经济区等区域经济体和城市圈，北京、上海、浙江、河南、陕西等34个省份及中国台湾地区。

中国文化传媒数据库

包括文化事业、文化产业、宗教、群众文化、图书馆事业、博物馆事业、档案事业、语言文字、文学、历史地理、新闻传播、广播电视、出版事业、艺术、电影、娱乐等多个子库。

世界经济与国际政治数据库

以皮书系列中涉及世界经济与国际政治的研究成果为基础，全面整合国内外有关世界经济与国际政治的统计数据、深度分析报告、专家解读和热点资讯构建而成的专业学术数据库。包括世界经济、世界政治、世界文化、国际社会、国际关系、国际组织、区域发展、国别发展等多个子库。

权威·前沿·原创

社会科学文献出版社

皮书系列

2015年

盘点年度资讯 预测时代前程

社会科学文献出版社 学术传播中心 编制

社会科学文献出版社
SOCIAL SCIENCES ACADEMIC PRESS (CHINA)

社会科学文献出版社成立于1985年，是直属于中国社会科学院的人文社会科学专业学术出版机构。

成立以来，特别是1998年实施第二次创业以来，依托于中国社会科学院丰厚的学术出版和专家学者两大资源，坚持"创社科经典，出传世文献"的出版理念和"权威、前沿、原创"的产品定位，社科文献立足内涵式发展道路，从战略层面推动学术出版五大能力建设，逐步走上了智库产品与专业学术成果系列化、规模化、数字化、国际化、市场化发展的经营道路。

先后策划出版了著名的图书品牌和学术品牌"皮书"系列、"列国志"、"社科文献精品译库"、"全球化译丛"、"全面深化改革研究书系"、"近世中国"、"甲骨文"、"中国史话"等一大批既有学术影响又有市场价值的系列图书，形成了较强的学术出版能力和资源整合能力。2014年社科文献出版社发稿5.5亿字，出版图书1500余种，承印发行中国社科院院属期刊71种，在多项指标上都实现了较大幅度的增长。

凭借着雄厚的出版资源整合能力，社科文献出版社长期以来一直致力于从内容资源和数字平台两个方面实现传统出版的再造，并先后推出了皮书数据库、列国志数据库、中国田野调查数据库等一系列数字产品。数字出版已经初步形成了产品设计、内容开发、编辑标引、产品运营、技术支持、营销推广等全流程体系。

在国内原创著作、国外名家经典著作大量出版，数字出版突飞猛进的同时，社科文献出版社从构建国际话语体系的角度推动学术出版国际化。先后与斯普林格、荷兰博睿、牛津、剑桥等十余家国际出版机构合作面向海外推出了"皮书系列""改革开放30年研究书系""中国梦与中国发展道路研究丛书""全面深化改革研究书系"等一系列在世界范围内引起强烈反响的作品；并持续致力于中国学术出版走出去，组织学者和编辑参加国际书展，筹办国际性学术研讨会，向世界展示中国学者的学术水平和研究成果。

此外，社科文献出版社充分利用网络媒体平台，积极与中央和地方各类媒体合作，并联合大型书店、学术书店、机场书店、网络书店、图书馆，逐步构建起了强大的学术图书内容传播平台。学术图书的媒体曝光率居全国之首，图书馆藏率居于全国出版机构前十位。

上述诸多成绩的取得，有赖于一支以年轻的博士、硕士为主体，一批从中国社科院刚退出科研一线的各学科专家为支撑的300多位高素质的编辑、出版和营销队伍，为我们实现学术立社，以学术品位、学术价值来实现经济效益和社会效益这样一个目标的共同努力。

作为已经开启第三次创业梦想的人文社会科学学术出版机构，2015年的社会科学文献出版社将迎来她30周岁的生日，"三十而立"再出发，我们将以改革发展为动力，以学术资源建设为中心，以构建智慧型出版社为主线，以社庆三十周年系列活动为重要载体，以"整合、专业、分类、协同、持续"为各项工作指导原则，全力推进出版社数字化转型，坚定不移地走专业化、数字化、国际化发展道路，全面提升出版社核心竞争力，为实现"社科文献梦"奠定坚实基础。

❖ 皮书起源 ❖

"皮书"起源于十七、十八世纪的英国，主要指官方或社会组织正式发表的重要文件或报告，多以"白皮书"命名。在中国，"皮书"这一概念被社会广泛接受，并被成功运作、发展成为一种全新的出版形态，则源于中国社会科学院社会科学文献出版社。

❖ 皮书定义 ❖

皮书是对中国与世界发展状况和热点问题进行年度监测，以专业的角度、专家的视野和实证研究方法，针对某一领域或区域现状与发展态势展开分析和预测，具备权威性、前沿性、原创性、实证性、时效性等特点的连续性公开出版物，由一系列权威研究报告组成。皮书系列是社会科学文献出版社编辑出版的蓝皮书、绿皮书、黄皮书等的统称。

❖ 皮书作者 ❖

皮书系列的作者以中国社会科学院、著名高校、地方社会科学院的研究人员为主，多为国内一流研究机构的权威专家学者，他们的看法和观点代表了学界对中国与世界的现实和未来最高水平的解读与分析。

❖ 皮书荣誉 ❖

皮书系列已成为社会科学文献出版社的著名图书品牌和中国社会科学院的知名学术品牌。2011年，皮书系列正式列入"十二五"国家重点出版规划项目；2012~2014年，重点皮书列入中国社会科学院承担的国家哲学社会科学创新工程项目；2015年，41种院外皮书使用"中国社会科学院创新工程学术出版项目"标识。

经 济 类

经济类皮书涵盖宏观经济、城市经济、大区域经济，
提供权威、前沿的分析与预测

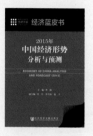

经济蓝皮书

2015 年中国经济形势分析与预测

李 扬 / 主编　　2014 年 12 月出版　　定价 :69.00 元

◆ 本书课题为"总理基金项目"，由著名经济学家李扬领衔，联合数十家科研机构、国家部委和高等院校的专家共同撰写，对 2014 年中国宏观及微观经济形势进行了深入分析，并且提出了 2015 年经济走势的预测。

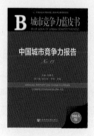

城市竞争力蓝皮书

中国城市竞争力报告 No.13

倪鹏飞 / 主编　　2015 年 5 月出版　　估价 :89.00 元

◆ 本书由中国社会科学院城市与竞争力研究中心主任倪鹏飞主持编写，汇集了众多研究城市经济问题的专家学者关于城市竞争力研究的最新成果。本报告构建了一套科学的城市竞争力评价指标体系，采用第一手数据材料，对国内重点城市年度竞争力格局变化进行客观分析和综合比较、排名，对研究城市经济及城市竞争力极具参考价值。

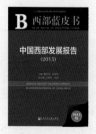

西部蓝皮书

中国西部发展报告（2015）

姚慧琴　徐璋勇 / 主编　　2015 年 7 月出版　　估价 :89.00 元

◆ 本书由西北大学中国西部经济发展研究中心主编，汇集了源自西部本土以及国内研究西部问题的权威专家的第一手资料，对国家实施西部大开发战略进行年度动态跟踪，并对 2015 年西部经济、社会发展态势进行预测和展望。

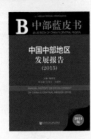

中部蓝皮书

中国中部地区发展报告（2015）

喻新安 / 主编　　2015 年 5 月出版　　估价 :69.00 元

◆　本书敏锐地抓住当前中部地区经济发展中的热点、难点问题，紧密地结合国家和中部经济社会发展的重大战略转变，对中部地区经济发展的各个领域进行了深入、全面的分析研究，并提出了具有理论研究价值和可操作性强的政策建议。

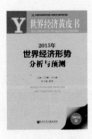

世界经济黄皮书

2015 年世界经济形势分析与预测

王洛林　张宇燕 / 主编　　2015 年 1 月出版　　定价 :69.00 元

◆　本书为"十二五"国家重点图书出版规划项目，中国社会科学院创新工程学术出版资助项目，作者来自中国社会科学院世界经济与政治研究所。该书总结了 2014 年世界经济发展的热点问题，对 2015 年世界经济形势进行了分析与预测。

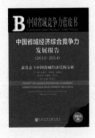

中国省域竞争力蓝皮书

中国省域经济综合竞争力发展报告（2013~2014）

李建平　李闽榕　高燕京 / 主编　　2015 年 2 月出版　　定价 :198.00 元

◆　本书充分运用数理分析、空间分析、规范分析与实证分析相结合、定性分析与定量分析相结合的方法，建立起比较科学完善、符合中国国情的省域经济综合竞争力指标评价体系及数学模型，对 2012~2013 年中国内地 31 个省、市、区的经济综合竞争力进行全面、深入、科学的总体评价与比较分析。

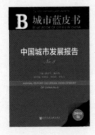

城市蓝皮书

中国城市发展报告 No.8

潘家华　魏后凯 / 主编　2015 年 9 月出版　　估价 :69.00 元

◆　本书由中国社会科学院城市发展与环境研究中心编著，从中国城市的科学发展、城市环境可持续发展、城市经济集约发展、城市社会协调发展、城市基础设施与用地管理、城市管理体制改革以及中国城市科学发展实践等多角度、全方位地立体展示了中国城市的发展状况，并对中国城市的未来发展提出了建议。

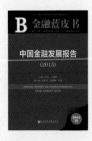

金融蓝皮书

中国金融发展报告（2015）

李 扬　王国刚／主编　2014 年 12 月出版　定价：75.00 元

◆　由中国社会科学院金融研究所组织编写的《中国金融发展报告（2015）》，概括和分析了 2014 年中国金融发展和运行中的各方面情况，研讨和评论了 2014 年发生的主要金融事件。本书由业内专家和青年精英联合编著，有利于读者了解掌握 2014 年中国的金融状况，把握 2015 年中国金融的走势。

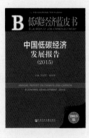

低碳发展蓝皮书

中国低碳发展报告（2015）

齐 晔／主编　2015 年 4 月出版　估价：89.00 元

◆　本书对中国低碳发展的政策、行动和绩效进行科学、系统、全面的分析。重点是通过归纳中国低碳发展的绩效，评估与低碳发展相关的政策和措施，分析政策效应的制度背景和作用机制，为进一步的政策制定、优化和实施提供支持。

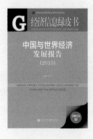

经济信息绿皮书

中国与世界经济发展报告（2015）

杜 平／主编　2014 年 12 月出版　定价：79.00 元

◆　本书由国家信息中心继续组织有关专家编撰。由国家信息中心组织专家队伍编撰，对 2014 年国内外经济发展环境、宏观经济发展趋势、经济运行中的主要矛盾、产业经济和区域经济热点、宏观调控政策的取向进行了系统的分析预测。

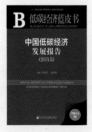

低碳经济蓝皮书

中国低碳经济发展报告（2015）

薛进军　赵忠秀／主编　2015 年 5 月出版　估价：69.00 元

◆　本书是以低碳经济为主题的系列研究报告，汇集了一批罗马俱乐部核心成员、IPCC 工作组成员、碳排放理论的先驱者、政府气候变化问题顾问、低碳社会和低碳城市计划设计人等世界顶尖学者，对气候变化政策制定、特别是中国的低碳经济经济发展有特别参考意义。

社 会 政 法 类

 社会政法类皮书聚焦社会发展领域的热点、难点问题，
提供权威、原创的资讯与视点

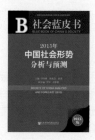

社会蓝皮书

2015 年中国社会形势分析与预测

李培林　陈光金　张　翼 / 主编　2014 年 12 月出版　定价 :69.00 元

◆　本报告是中国社会科学院"社会形势分析与预测"课题组 2014 年度分析报告，由中国社会科学院社会学研究所组织研究机构专家、高校学者和政府研究人员撰写。对 2014 年中国社会发展的各个方面内容进行了权威解读，同时对 2015 年社会形势发展趋势进行了预测。

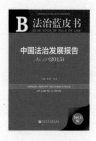

法治蓝皮书

中国法治发展报告 No.13（2015）

李　林　田　禾 / 主编　2015 年 3 月出版　　定价 :105.00 元

◆　本年度法治蓝皮书一如既往秉承关注中国法治发展进程中的焦点问题的特点，回顾总结了 2014 年度中国法治发展取得的成就和存在的不足，并对 2015 年中国法治发展形势进行了预测和展望。

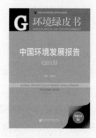

环境绿皮书

中国环境发展报告（2015）

刘鉴强 / 主编　　2015 年 5 月出版　　估价 :79.00 元

◆　本书由民间环保组织"自然之友"组织编写，由特别关注、生态保护、宜居城市、可持续消费以及政策与治理等版块构成，以公共利益的视角记录、审视和思考中国环境状况，呈现 2014 年中国环境与可持续发展领域的全局态势，用深刻的思考、科学的数据分析 2014 年的环境热点事件。

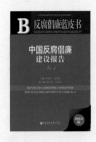

反腐倡廉蓝皮书

中国反腐倡廉建设报告 No.4

李秋芳　张英伟 / 主编　2014 年 12 月出版　　定价 :79.00 元

◆　本书抓住了若干社会热点和焦点问题，全面反映了新时期新阶段中国反腐倡廉面对的严峻局面，以及中国共产党反腐倡廉建设的新实践新成果。根据实地调研、问卷调查和舆情分析，梳理了当下社会普遍关注的与反腐败密切相关的热点问题。

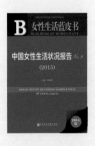

女性生活蓝皮书

中国女性生活状况报告 No.9（2015）

韩湘景 / 主编　2015 年 4 月出版　　估价 :79.00 元

◆　本书由中国妇女杂志社、华坤女性生活调查中心和华坤女性消费指导中心组织编写，通过调查获得的大量调查数据，真实展现当年中国城市女性的生活状况、消费状况及对今后的预期。

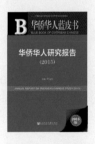

华侨华人蓝皮书

华侨华人研究报告 (2015)

贾益民 / 主编　2015 年 12 月出版　　估价 :118.00 元

◆　本书为中国社会科学院创新工程学术出版资助项目，是华侨大学向世界提供最新涉侨动态、理论研究和政策建议的平台。主要介绍了相关国家华侨华人的规模、分布、结构、发展趋势，以及全球涉侨生存安全环境和华文教育情况等。

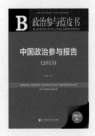

政治参与蓝皮书

中国政治参与报告（2015）

房　宁 / 主编　2015 年 7 月出版　　估价 :105.00 元

◆　本书作者均来自中国社会科学院政治学研究所，聚焦中国基层群众自治的参与情况介绍了城镇居民的社区建设与居民自治参与和农村居民的村民自治与农村社区建设参与情况。其优势是其指标评估体系的建构和问卷调查的设计专业，数据量丰富，统计结论科学严谨。

行业报告类

行业报告类皮书立足重点行业、新兴行业领域，
提供及时、前瞻的数据与信息

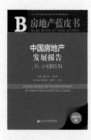

房地产蓝皮书

中国房地产发展报告 No.12（2015）

魏后凯 李景国 / 主编 2015 年 5 月出版 估价 :79.00 元

◆ 本书汇集了众多研究城市房地产经济问题的专家、学者关于城市房地产方面的最新研究成果。对 2014 年我国房地产经济发展状况进行了回顾，并做出了分析，全面翔实而又客观公正,同时，也对未来我国房地产业的发展形势做出了科学的预测。

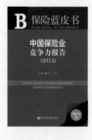

保险蓝皮书

中国保险业竞争力报告（2015）

姚庆海 王 力 / 主编 2015 年 12 出版 估价 :98.00 元

◆ 本皮书主要为监管机构、保险行业和保险学界提供保险市场一年来发展的总体评价，外在因素对保险业竞争力发展的影响研究 ; 国家监管政策、市场主体经营创新及职能发挥、理论界最新研究成果等综述和评论。

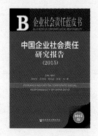

企业社会责任蓝皮书

中国企业社会责任研究报告（2015）

黄群慧 彭华岗 钟宏武 张 蒽 / 编著
2015 年 11 月出版 估价 :69.00 元

◆ 本书系中国社会科学院经济学部企业社会责任研究中心组织编写的《企业社会责任蓝皮书》2015 年分册。该书在对企业社会责任进行宏观总体研究的基础上，根据 2014 年企业社会责任及相关背景进行了创新研究，在全国企业中观层面对企业健全社会责任管理体系提供了弥足珍贵的丰富信息。

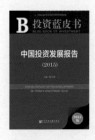

投资蓝皮书

中国投资发展报告（2015）

杨庆蔚 / 主编　　2015 年 4 月出版　　估价 :128.00 元

◆　本书是中国建银投资有限责任公司在投资实践中对中国投资发展的各方面问题进行深入研究和思考后的成果。投资包括固定资产投资、实业投资、金融产品投资、房地产投资等诸多领域，尝试将投资作为一个整体进行研究，能够较为清晰地展现社会资金流动的特点，为投资者、研究者、甚至政策制定者提供参考。

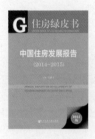

住房绿皮书

中国住房发展报告（2014~2015）

倪鹏飞 / 主编　　2014 年 12 月出版　　定价 :79.00 元

◆　本报告从宏观背景、市场主体、市场体系和公共政策四个方面，对中国住宅市场体系做了全面系统的分析、预测与评价，并给出了相关政策建议，并在评述 2013~2014 年住房及相关市场走势的基础上，预测了 2014~2015 年住房及相关市场的发展变化。

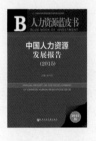

人力资源蓝皮书

中国人力资源发展报告（2015）

余兴安 / 主编　　2015 年 9 月出版　　估价 :79.00 元

◆　本书是在人力资源和社会保障部部领导的支持下，由中国人事科学研究院汇集我国人力资源开发权威研究机构的诸多专家学者的研究成果编写而成。作为关于人力资源的蓝皮书，本书通过充分利用有关研究成果，更广泛、更深入地展示近年来我国人力资源开发重点领域的研究成果。

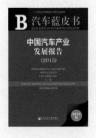

汽车蓝皮书

中国汽车产业发展报告（2015）

国务院发展研究中心产业经济研究部　中国汽车工程学会

大众汽车集团（中国）/ 主编　　2015 年 7 月出版　　估价 :128.00 元

◆　本书由国务院发展研究中心产业经济研究部、中国汽车工程学会、大众汽车集团（中国）联合主编，是关于中国汽车产业发展的研究性年度报告，介绍并分析了本年度中国汽车产业发展的形势。

国别与地区类

国别与地区类皮书关注全球重点国家与地区，
提供全面、独特的解读与研究

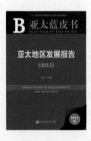

亚太蓝皮书

亚太地区发展报告（2015）

李向阳 / 主编　　2015 年 1 月出版　　定价 : 59.00 元

◆　本书是由中国社会科学院亚太与全球战略研究院精心打造的品牌皮书，关注时下亚太地区局势发展动向里隐藏的中长趋势，剖析亚太地区政治与安全格局下的区域形势最新动向以及地区关系发展的热点问题，并对 2015 年亚太地区重大动态做出前瞻性的分析与预测。

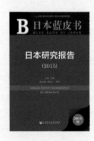

日本蓝皮书

日本研究报告（2015）

李　薇 / 主编　　2015 年 4 月出版　　估价 : 69.00 元

◆　本书由中华日本学会、中国社会科学院日本研究所合作推出，是以中国社会科学院日本研究所的研究人员为主完成的研究成果。对 2014 年日本的政治、外交、经济、社会文化作了回顾、分析与展望，并收录了该年度日本大事记。

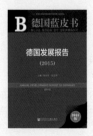

德国蓝皮书

德国发展报告（2015）

郑春荣　伍慧萍 / 主编　　2015 年 6 月出版　　估价 : 69.00 元

◆　本报告由同济大学德国研究所组织编撰，由该领域的专家学者对德国的政治、经济、社会文化、外交等方面的形势发展情况，进行全面的阐述与分析。德国作为欧洲大陆第一强国，与中国各方面日渐紧密的合作关系，值得国内各界深切关注。

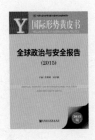

国际形势黄皮书

全球政治与安全报告（2015）

李慎明　张宇燕／主编　2015年1月出版　定价：69.00元

◆　本书为"十二五"国家重点图书出版规划项目、中国社会科学院创新工程学术出版资助项目，为"国际形势黄皮书"系列年度报告之一。报告旨在对本年度国际政治及安全形势的总体情况和变化进行回顾与分析，并提出一定的预测。

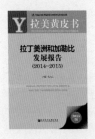

拉美黄皮书

拉丁美洲和加勒比发展报告（2014~2015）

吴白乙／主编　2015年4月出版　估价：89.00元

◆　本书是中国社会科学院拉丁美洲研究所的第14份关于拉丁美洲和加勒比地区发展形势状况的年度报告。本书对2014年拉丁美洲和加勒比地区诸国的政治、经济、社会、外交等方面的发展情况做了系统介绍，对该地区相关国家的热点及焦点问题进行了总结和分析，并在此基础上对该地区各国2015年的发展前景做出预测。

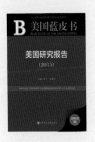

美国蓝皮书

美国研究报告（2015）

黄平　郑秉文／主编　2015年7月出版　估价：89.00元

◆　本书是由中国社会科学院美国所主持完成的研究成果，它回顾了美国2014年的经济、政治形势与外交战略，对2014年以来美国内政外交发生的重大事件以及重要政策进行了较为全面的回顾和梳理。

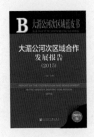

大湄公河次区域蓝皮书

大湄公河次区域合作发展报告（2015）

刘稚／主编　2015年9月出版　估价：79.00元

◆　云南大学大湄公河次区域研究中心深入追踪分析该区域发展动向，以把握全面，突出重点为宗旨，系统介绍和研究大湄公河次区域合作的年度热点和重点问题，展望次区域合作的发展趋势，并对新形势下我国推进次区域合作深入发展提出相关对策建议。

地方发展类

地方发展类皮书关注大陆各省份、经济区域，
提供科学、多元的预判与咨政信息

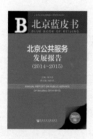

北京蓝皮书

北京公共服务发展报告（2014~2015）

施昌奎／主编　2015年1月出版　定价：69.00元

◆　本书是由北京市政府职能部门的领导、首都著名高校的教
授、知名研究机构的专家共同完成的关于北京市公共服务发展
与创新的研究成果。内容涉及了北京市公共服务发展的方方面
面，既有综述性的总报告，也有细分的情况介绍，既有对北京
各个城区的综合性描述，也有对局部、细部、具体问题的分析，
对年度热点问题也都有涉及。

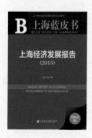

上海蓝皮书

上海经济发展报告（2015）

沈开艳／主编　2015年1月出版　定价：69.00元

◆　本书系上海社会科学院系列之一，报告对2015年上海经
济增长与发展趋势的进行了预测，把握了上海经济发展的脉搏
和学术研究的前沿。

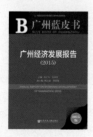

广州蓝皮书

广州经济发展报告（2015）

李江涛　朱名宏／主编　2015年5月出版　估价：69.00元

◆　本书是由广州市社会科学院主持编写的"广州蓝皮书"系
列之一,本报告对广州2014年宏观经济运行情况作了深入分析,
对2015年宏观经济走势进行了合理预测，并在此基础上提出
了相应的政策建议。

文化传媒类

文化传媒类皮书透视文化领域、文化产业，
探索文化大繁荣、大发展的路径

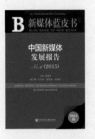

新媒体蓝皮书

中国新媒体发展报告 No.5（2015）

唐绪军 / 主编　　2015 年 6 月出版　　估价 :79.00 元

◆　本书由中国社会科学院新闻与传播研究所和上海大学合作编写，在构建新媒体发展研究基本框架的基础上，全面梳理2014 年中国新媒体发展现状，发表最前沿的网络媒体深度调查数据和研究成果，并对新媒体发展的未来趋势做出预测。

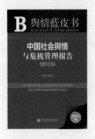

舆情蓝皮书

中国社会舆情与危机管理报告（2015）

谢耘耕 / 主编　　2015 年 8 月出版　　估价 :98.00 元

◆　本书由上海交通大学舆情研究实验室和危机管理研究中心主编，已被列入教育部人文社会科学研究报告培育项目。本书以新媒体环境下的中国社会为立足点，对2014 年中国社会舆情、分类舆情等进行了深入系统的研究，并预测了2015 年社会舆情走势。

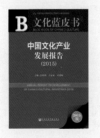

文化蓝皮书

中国文化产业发展报告（2015）

张晓明 王家新 章建刚 / 主编　　2015 年 4 月出版　　估价 :79.00 元

◆　本书由中国社会科学院文化研究中心编写。从 2012 年开始，中国社会科学院文化研究中心设立了国内首个文化产业的研究类专项资金——"文化产业重大课题研究计划"，开始在全国范围内组织多学科专家学者对我国文化产业发展重大战略问题进行联合攻关研究。本书集中反映了该计划的研究成果。

经济类

G20国家创新竞争力黄皮书
二十国集团（G20）国家创新竞争力发展报告（2015）
著(编)者:黄茂兴 李闽榕 李建平 赵新力
2015年9月出版 估价:128.00元

产业蓝皮书
中国产业竞争力报告（2015）
著(编)者:张其仔 2015年5月出版 / 估价:79.00元

长三角蓝皮书
2015年全面深化改革中的长三角
著(编)者:张伟斌 2015年10月出版 / 估价:69.00元

城乡一体化蓝皮书
中国城乡一体化发展报告（2015）
著(编)者:付崇兰 汝信 2015年12月出版 / 估价:79.00元

城市创新蓝皮书
中国城市创新报告（2015）
著(编)者:周天勇 旷建伟 2015年8月出版 / 估价:69.00元

城市竞争力蓝皮书
中国城市竞争力报告（2015）
著(编)者:倪鹏飞 2015年5月出版 / 估价:89.00元

城市蓝皮书
中国城市发展报告NO.8
著(编)者:潘家华 魏后凯 2015年9月出版 / 估价:69.00元

城市群蓝皮书
中国城市群发展指数报告（2015）
著(编)者:刘新静 刘士林 2015年10月出版 / 估价:59.00元

城乡统筹蓝皮书
中国城乡统筹发展报告（2015）
著(编)者:潘晨光 程志强 2015年4月出版 / 估价:59.00元

城镇化蓝皮书
中国新型城镇化健康发展报告（2015）
著(编)者:张占斌 2015年5月出版 / 估价:79.00元

低碳发展蓝皮书
中国低碳发展报告（2015）
著(编)者:齐晔 2015年4月出版 / 估价:89.00元

低碳经济蓝皮书
中国低碳经济发展报告（2015）
著(编)者:薛进军 赵忠秀 2015年5月出版 / 估价:69.00元

东北蓝皮书
中国东北地区发展报告（2015）
著(编)者:马克 黄文艺 2015年8月出版 / 估价:79.00元

发展和改革蓝皮书
中国经济发展和体制改革报告（2015）
著(编)者:邹东涛 2015年11月出版 / 估价:98.00元

工业化蓝皮书
中国工业化进程报告（2015）
著(编)者:黄群慧 吕铁 李晓华 2015年11月出版 / 估价:89.00元

国际城市蓝皮书
国际城市发展报告（2015）
著(编)者:屠启宇 2015年1月出版 / 定价:79.00元

国家创新蓝皮书
中国创新发展报告（2015）
著(编)者:陈劲 2015年6月出版 / 估价:59.00元

环境竞争力绿皮书
中国省域环境竞争力发展报告（2015）
著(编)者:李建平 李闽榕 王金南
2015年12月出版 / 估价:198.00元

金融蓝皮书
中国金融发展报告（2015）
著(编)者:李扬 王国刚 2014年12月出版 / 定价:75.00元

金融信息服务蓝皮书
金融信息服务发展报告（2015）
著(编)者:鲁广锦 殷剑峰 林义相 2015年6月出版 / 估价:89.00元

经济蓝皮书
2015年中国经济形势分析与预测
著(编)者:李扬 2014年12月出版 / 定价:69.00元

经济蓝皮书·春季号
2015年中国经济前景分析
著(编)者:李扬 2015年5月出版 / 估价:79.00元

经济蓝皮书·夏季号
中国经济增长报告（2015）
著(编)者:李扬 2015年7月出版 / 估价:69.00元

经济信息绿皮书
中国与世界经济发展报告（2015）
著(编)者:杜平 2014年12月出版 / 定价:79.00元

就业蓝皮书
2015年中国大学生就业报告
著(编)者:麦可思研究院 2015年6月出版 / 估价:98.00元

临空经济蓝皮书
中国临空经济发展报告（2015）
著(编)者:连玉明 2015年9月出版 / 估价:79.00元

民营经济蓝皮书
中国民营经济发展报告（2015）
著(编)者:王钦敏 2015年12月出版 / 估价:79.00元

农村绿皮书
中国农村经济形势分析与预测（2014~2015）
著(编)者:中国社会科学院农村发展研究所
　　　　国家统计局农村社会经济调查司
2015年4月出版 / 估价:69.00元

农业应对气候变化蓝皮书
气候变化对中国农业影响评估报告（2015）
著(编)者:矫梅燕 2015年8月出版 / 估价:98.00元

企业公民蓝皮书
中国企业公民报告（2015）
著(编)者:邹东涛　2015年12月出版 / 估价:79.00元

气候变化绿皮书
应对气候变化报告（2015）
著(编)者:王伟光 郑国光　2015年10月出版 / 估价:79.00元

区域蓝皮书
中国区域经济发展报告（2015）
著(编)者:梁昊光　2015年4月出版 / 估价:79.00元

全球环境竞争力绿皮书
全球环境竞争力报告（2015）
著(编)者:李建建 李闽榕 李建平 王金南
2015年12月出版 / 估价:198.00元

人口与劳动绿皮书
中国人口与劳动问题报告No.15
著(编)者:蔡昉　2015年1月出版 / 定价:59.00元

世界经济黄皮书
2015年世界经济形势分析与预测
著(编)者:王洛林 张宇燕　2015年1月出版 / 定价:69.00元

世界旅游城市绿皮书
世界旅游城市发展报告（2015）
著(编)者:鲁勇 周正宇 宋宇　2015年6月出版 / 估价:88.00元

商务中心区蓝皮书
中国商务中心区发展报告No.1（2014）
著(编)者:魏后凯 李国红　2015年1月出版 / 定价:89.00元

西北蓝皮书
中国西北发展报告（2015）
著(编)者:赵宗福 孙发平 苏海红 鲁顺元 段庆林
2014年12月出版 / 定价:79.00元

西部蓝皮书
中国西部发展报告（2015）
著(编)者:姚慧琴 徐璋勇　2015年7月出版 / 估价:89.00元

新型城镇化蓝皮书
新型城镇化发展报告（2015）
著(编)者:李伟　2015年10月出版 / 估价:89.00元

新兴经济体蓝皮书
金砖国家发展报告（2015）
著(编)者:林跃勤 周文　2015年7月出版 / 估价:79.00元

中部竞争力蓝皮书
中国中部经济社会竞争力报告（2015）
著(编)者:教育部人文社会科学重点研究基地
　　　　南昌大学中国中部经济社会发展研究中心
2015年9月出版 / 估价:79.00元

中部蓝皮书
中国中部地区发展报告（2015）
著(编)者:喻新安　2015年5月出版 / 估价:69.00元

中国省域竞争力蓝皮书
中国省域经济综合竞争力发展报告（2013~2014）
著(编)者:李建平 李闽榕 高燕京
2015年2月出版 / 定价:198.00元

中三角蓝皮书
长江中游城市群发展报告（2015）
著(编)者:秦尊文　2015年10月出版 / 估价:69.00元

中小城市绿皮书
中国中小城市发展报告（2015）
著(编)者:中国城市经济学会中小城市经济发展委员会
　　　　《中国中小城市发展报告》编纂委员会
　　　　中小城市发展战略研究院
2015年10月出版 / 估价:98.00元

中央商务区蓝皮书
中国中央商务区发展报告（2015）
著(编)者:中国商务区联盟
　　　　中国社会科学院城市发展与环境研究所
2015年10月出版 / 估价:69.00元

中原蓝皮书
中原经济区发展报告（2015）
著(编)者:李英杰　2015年6月出版 / 估价:88.00元

社会政法类

北京蓝皮书
中国社区发展报告（2015）
著(编)者:于燕燕　2015年6月出版 / 估价:69.00元

殡葬绿皮书
中国殡葬事业发展报告（2015）
著(编)者:李伯森　2015年4月出版 / 估价:59.00元

城市管理蓝皮书
中国城市管理报告（2015）
著(编)者:谭维克 刘林　2015年12月出版 / 估价:158.00元

城市生活质量蓝皮书
中国城市生活质量报告（2015）
著(编)者:中国经济实验研究院　2015年6月出版 / 估价:59.00元

城市政府能力蓝皮书
中国城市政府公共服务能力评估报告（2015）
著(编)者:何艳玲　2015年7月出版 / 估价:59.00元

创新蓝皮书
创新型国家建设报告（2015）
著(编)者:詹正茂　2015年4月出版 / 估价:69.00元

慈善蓝皮书
中国慈善发展报告（2015）
著(编)者:杨团　2015年5月出版 / 估价:79.00元

大学生蓝皮书
中国大学生生活形态研究报告（2015）
著(编)者:张新洲　2015年12月出版 / 估价:69.00元

地方法治蓝皮书
中国地方法治发展报告No.1（2014）
著(编)者:李林　田禾　2015年1月出版 / 定价:98.00元

法治蓝皮书
中国法治发展报告No.13（2015）
著(编)者:李林　田禾　2015年3月出版 / 定价:105.00元

反腐倡廉蓝皮书
中国反腐倡廉建设报告No.4
著(编)者:李秋芳　张英伟　2014年12月出版 / 定价:79.00元

非传统安全蓝皮书
中国非传统安全研究报告（2015）
著(编)者:余潇枫　魏志江　2015年6月出版 / 估价:79.00元

妇女发展蓝皮书
中国妇女发展报告（2015）
著(编)者:王金玲　2015年9月出版 / 估价:148.00元

妇女教育蓝皮书
中国妇女教育发展报告（2015）
著(编)者:张李玺　2015年1月出版 / 估价:78.00元

妇女绿皮书
中国性别平等与妇女发展报告（2015）
著(编)者:谭琳　2015年12月出版 / 估价:99.00元

公共服务蓝皮书
中国城市基本公共服务力评价（2015）
著(编)者:钟君　吴正杲　2015年12月出版 / 估价:79.00元

公共服务满意度蓝皮书
中国城市公共服务评价报告（2015）
著(编)者:胡伟　2015年12月出版 / 估价:69.00元

公民科学素质蓝皮书
中国公民科学素质报告（2015）
著(编)者:李群　许佳军　2015年6月出版 / 估价:79.00元

公益蓝皮书
中国公益发展报告（2015）
著(编)者:朱健刚　2015年5月出版 / 估价:78.00元

管理蓝皮书
中国管理发展报告（2015）
著(编)者:张晓东　2015年9月出版 / 估价:98.00元

国际人才蓝皮书
中国国际移民报告（2015）
著(编)者:王辉耀　2015年2月出版 / 定价:79.00元

国际人才蓝皮书
中国海归发展报告（2015）
著(编)者:王辉耀　苗绿　2015年4月出版 / 估价:69.00元

国际人才蓝皮书
中国留学发展报告（2015）
著(编)者:王辉耀　苗绿　2015年9月出版 / 估价:69.00元

国家安全蓝皮书
中国国家安全研究报告（2015）
著(编)者:刘慧　2015年5月出版 / 估价:98.00元

行政改革蓝皮书
中国行政体制改革报告（2014~2015）
著(编)者:魏礼群　2015年4月出版 / 估价:89.00元

华侨华人蓝皮书
华侨华人研究报告（2015）
著(编)者:贾益民　2015年12月出版 / 估价:118.00元

环境绿皮书
中国环境发展报告（2015）
著(编)者:刘鉴强　2015年5月出版 / 估价:79.00元

基金会蓝皮书
中国基金会发展报告（2015）
著(编)者:刘忠祥　2015年6月出版 / 估价:69.00元

基金会绿皮书
中国基金会发展独立研究报告（2015）
著(编)者:基金会中心网　2015年8月出版 / 估价:88.00元

基金会透明度蓝皮书
中国基金会透明度发展研究报告（2015）
著(编)者:基金会中心网　清华大学廉政与治理研究中心
2015年9月出版 / 估价:78.00元

教师蓝皮书
中国中小学教师发展报告（2015）
著(编)者:曾晓东　2015年7月出版 / 估价:59.00元

教育蓝皮书
中国教育发展报告（2015）
著(编)者:杨东平　2015年5月出版 / 估价:79.00元

科普蓝皮书
中国科普基础设施发展报告（2015）
著(编)者:任福君　2015年6月出版 / 估价:59.00元

劳动保障蓝皮书
中国劳动保障发展报告（2015）
著(编)者:刘燕斌　2015年6月出版 / 估价:89.00元

老龄蓝皮书
中国老年宜居环境发展报告(2015)
著(编)者:吴玉韶　2015年9月出版 / 估价:79.00元

连片特困区蓝皮书
中国连片特困区发展报告（2015）
著(编)者:冷志明　游俊　2015年4月出版 / 估价:79.00元

民间组织蓝皮书
中国民间组织报告(2015)
著(编)者:潘晨光　黄晓勇　2015年8月出版 / 估价:69.00元

民调蓝皮书
中国民生调查报告（2015）
著(编)者:谢耘耕　2015年5月出版 / 估价:128.00元

民族发展蓝皮书
中国民族区域自治发展报告（2015）
著(编)者:王希恩　郝时远　2015年6月出版 / 估价:98.00元

女性生活蓝皮书
中国女性生活状况报告No.9（2015）
著(编)者:《中国妇女》杂志社　华坤女性生活调查中心
　　　　华坤女性消费指导中心
2015年4月出版 / 估价:79.00元

企业公众透明度蓝皮书
中国企业公众透明度报告(2014~2015)No.1
著(编)者:黄速建　王晓光　肖红军
2015年1月出版 / 定价:98.00元

企业国际化蓝皮书
中国企业国际化报告(2015)
著(编)者:王辉耀　2015年10月出版 / 估价:79.00元

汽车社会蓝皮书
中国汽车社会发展报告（2015）
著(编)者:王俊秀　2015年4月出版 / 估价:59.00元

青年蓝皮书
中国青年发展报告No.3
著(编)者:廉思　2015年4月出版 / 估价:59.00元

区域人才蓝皮书
中国区域人才竞争力报告（2015）
著(编)者:桂昭明　王辉耀　2015年6月出版 / 估价:69.00元

群众体育蓝皮书
中国群众体育发展报告（2015）
著(编)者:刘国永　杨桦　2015年8月出版 / 估价:69.00元

人才蓝皮书
中国人才发展报告（2015）
著(编)者:潘晨光　2015年8月出版 / 估价:85.00元

人权蓝皮书
中国人权事业发展报告（2015）
著(编)者:中国人权研究会　2015年8月出版 / 估价:99.00元

森林碳汇绿皮书
中国森林碳汇评估发展报告（2015）
著(编)者:闫文德　胡文臻　2015年9月出版 / 估价:79.00元

社会保障绿皮书
中国社会保障发展报告（2015）
著(编)者:王延中　2015年6月出版 / 估价:79.00元

社会工作蓝皮书
中国社会工作发展报告（2015）
著(编)者:民政部社会工作研究中心
2015年8月出版 / 估价:79.00元

社会管理蓝皮书
中国社会管理创新报告（2015）
著(编)者:连玉明　2015年9月出版 / 估价:89.00元

社会蓝皮书
2015年中国社会形势分析与预测
著(编)者:李培林　陈光金　张翼
2014年12月出版 / 定价:69.00元

社会体制蓝皮书
中国社会体制改革报告（2015）
著(编)者:龚维斌　2015年5月出版 / 估价:79.00元

社会心态蓝皮书
中国社会心态研究报告（2015）
著(编)者:王俊秀　杨宜音　2015年10月出版 / 估价:69.00元

社会组织蓝皮书
中国社会组织评估发展报告（2015）
著(编)者:徐家良　廖鸿　2015年12月出版 / 估价:69.00元

生态城市绿皮书
中国生态城市建设发展报告（2015）
著(编)者:刘举科　孙伟平　胡文臻
2015年6月出版 / 估价:98.00元

生态文明绿皮书
中国省域生态文明建设评价报告（ECI 2015）
著(编)者:严耕　2015年9月出版 / 估价:85.00元

世界社会主义黄皮书
世界社会主义跟踪研究报告（2015）
著(编)者:李慎明　2015年4月出版 / 估价:198.00元

水与发展蓝皮书
中国水风险评估报告（2015）
著(编)者:王浩　2015年9月出版 / 估价:69.00元

土地整治蓝皮书
中国土地整治发展研究报告No.2
著(编)者:国土资源部土地整治中心　2015年5月出版 / 估价:89.00元

危机管理蓝皮书
中国危机管理报告（2015）
著(编)者:文学国　2015年8月出版 / 估价:89.00元

形象危机应对蓝皮书
形象危机应对研究报告（2015）
著(编)者:唐钧　2015年6月出版 / 估价:149.00元

医改蓝皮书
中国医药卫生体制改革报告（2015～2016）
著(编)者:文学国　房志武　2015年12月出版 / 估价:79.00元

医疗卫生绿皮书
中国医疗卫生发展报告（2015）
著(编)者:申宝忠　韩玉珍　2015年4月出版 / 估价:75.00元

应急管理蓝皮书
中国应急管理报告（2015）
著(编)者:宋英华　2015年10月出版 / 估价:69.00元

政治参与蓝皮书
中国政治参与报告（2015）
著(编)者:房宁　2015年7月出版 / 估价:105.00元

政治发展蓝皮书
中国政治发展报告（2015）
著(编)者:房宁　杨海蛟　2015年5月出版 / 估价:88.00元

中国农村妇女发展蓝皮书
流动女性城市融入发展报告（2015）
著(编)者:谢丽华　2015年11月出版 / 估价:69.00元

宗教蓝皮书
中国宗教报告（2015）
著(编)者:金泽　邱永辉　2015年9月出版 / 估价:59.00元

行业报告类

保险蓝皮书
中国保险业竞争力报告（2015）
著(编)者:王力　2015年12月出版 / 估价:98.00元

彩票蓝皮书
中国彩票发展报告（2015）
著(编)者:益彩基金　2015年10月出版 / 估价:69.00元

餐饮产业蓝皮书
中国餐饮产业发展报告（2015）
著(编)者:邢颖　2015年6月出版 / 估价:69.00元

测绘地理信息蓝皮书
智慧中国地理空间智能体系研究报告（2015）
著(编)者:库热西·买合苏提　2015年12月出版 / 估价:98.00元

茶业蓝皮书
中国茶产业发展报告（2015）
著(编)者:杨江帆 李闽榕　2015年10月出版 / 估价:78.00元

产权市场蓝皮书
中国产权市场发展报告（2015）
著(编)者:曹和平　2015年12月出版 / 估价:79.00元

电子政务蓝皮书
中国电子政务发展报告（2015）
著(编)者:洪毅 杜平　2015年11月出版 / 估价:79.00元

杜仲产业绿皮书
中国杜仲橡胶资源与产业发展报告（2014~2015）
著(编)者:杜红岩 胡文臻 俞锐
2015年1月出版 / 定价:85.00元

房地产蓝皮书
中国房地产发展报告No.12（2015）
著(编)者:魏后凯 李景国　2015年5月出版 / 估价:79.00元

服务外包蓝皮书
中国服务外包产业发展报告（2015）
著(编)者:王晓红 刘德军　2015年6月出版 / 估价:89.00元

工业设计蓝皮书
中国工业设计发展报告（2015）
著(编)者:王晓红 于炜 张立群　2015年9月出版 / 估价:138.00元

互联网金融蓝皮书
中国互联网金融发展报告（2015）
著(编)者:芮晓武 刘烈宏　2015年8月出版 / 估价:79.00元

会展蓝皮书
中外会展业动态评估年度报告（2015）
著(编)者:张敏　2015年1月出版 / 估价:78.00元

金融监管蓝皮书
中国金融监管报告（2015）
著(编)者:胡滨　2015年5月出版 / 估价:69.00元

金融蓝皮书
中国商业银行竞争力报告（2015）
著(编)者:王松奇　2015年12月出版 / 估价:69.00元

客车蓝皮书
中国客车产业发展报告（2014~2015）
著(编)者:姚蔚　2015年2月出版 / 定价:85.00元

老龄蓝皮书
中国老年宜居环境发展报告（2015）
著(编)者:吴玉韶 党俊武　2015年9月出版 / 估价:79.00元

流通蓝皮书
中国商业发展报告（2015）
著(编)者:荆林波　2015年5月出版 / 估价:89.00元

旅游安全蓝皮书
中国旅游安全报告（2015）
著(编)者:郑向敏 谢朝武　2015年5月出版 / 估价:98.00元

旅游景区蓝皮书
中国旅游景区发展报告（2015）
著(编)者:黄安民　2015年7月出版 / 估价:79.00元

旅游绿皮书
2014~2015年中国旅游发展分析与预测
著(编)者:宋瑞　2015年1月出版 / 定价:98.00元

煤炭蓝皮书
中国煤炭工业发展报告（2015）
著(编)者:岳福斌　2015年12月出版 / 估价:79.00元

民营医院蓝皮书
中国民营医院发展报告（2015）
著(编)者:庄一强　2015年10月出版 / 估价:75.00元

闽商蓝皮书
闽商发展报告（2015）
著(编)者:王日根 李闽榕　2015年12月出版 / 估价:69.00元

能源蓝皮书
中国能源发展报告（2015）
著(编)者:崔民选 王军生　2015年8月出版 / 估价:79.00元

农产品流通蓝皮书
中国农产品流通产业发展报告（2015）
著(编)者:贾敬敦 张东科 张玉玺 孔令羽 张鹏毅
2015年9月出版 / 估价:89.00元

企业蓝皮书
中国企业竞争力报告（2015）
著(编)者:金碚　2015年11月出版 / 估价:89.00元

企业社会责任蓝皮书
中国企业社会责任研究报告（2015）
著(编)者:黄群慧 彭华岗 钟宏武 张蒽
2015年11月出版 / 估价:69.00元

汽车安全蓝皮书
中国汽车安全发展报告（2015）
著(编)者:中国汽车技术研究中心　　2015年4月出版 / 估
价:79.00元

汽车蓝皮书
中国汽车产业发展报告（2015）
著(编)者:国务院发展研究中心产业经济研究部
　　　　　中国汽车工程学会 大众汽车集团（中国）
2015年7月出版 / 估价:128.00元

清洁能源蓝皮书
国际清洁能源发展报告（2015）
著(编)者:国际清洁能源论坛（澳门）
2015年9月出版 / 估价:89.00元

人力资源蓝皮书
中国人力资源发展报告（2015）
著(编)者:余兴安　2015年9月出版 / 估价:79.00元

融资租赁蓝皮书
中国融资租赁业发展报告（2014~2015）
著(编)者:李光荣　王力　2015年1月出版 / 定价:89.00元

软件和信息服务业蓝皮书
中国软件和信息服务业发展报告（2015）
著(编)者:陈新河　洪京一　2015年12月出版 / 估价:198.00元

上市公司蓝皮书
上市公司质量评价报告（2015）
著(编)者:张跃文 王力　2015年10月出版 / 估价:118.00元

食品药品蓝皮书
食品药品安全与监管政策研究报告（2015）
著(编)者:唐民皓　2015年7月出版 / 估价:69.00元

世界能源蓝皮书
世界能源发展报告（2015）
著(编)者:黄晓勇　2015年6月出版 / 估价:99.00元

碳市场蓝皮书
中国碳市场报告（2015）
著(编)者:低碳发展国际合作联盟
2015年11月出版 / 估价:69.00元

体育蓝皮书
中国体育产业发展报告（2015）
著(编)者:阮伟 钟秉枢　2015年4月出版 / 估价:69.00元

投资蓝皮书
中国投资发展报告（2015）
著(编)者:杨庆蔚　2015年4月出版 / 估价:128.00元

物联网蓝皮书
中国物联网发展报告（2015）
著(编)者:黄桂田　2015年4月出版 / 估价:59.00元

西部工业蓝皮书
中国西部工业发展报告（2015）
著(编)者:方行明 甘犁 刘方健 姜凌 等
2015年9月出版 / 估价:79.00元

西部金融蓝皮书
中国西部金融发展报告（2015）
著(编)者:李忠民　2015年8月出版 / 估价:75.00元

新能源汽车蓝皮书
中国新能源汽车产业发展报告（2015）
著(编)者:中国汽车技术研究中心
　　　　　日产（中国）投资有限公司 东风汽车有限公司
2015年8月出版 / 估价:69.00元

信托市场蓝皮书
中国信托业市场报告（2014~2015）
著(编)者:用益信托工作室　2015年2月出版 / 定价:198.00元

信息产业蓝皮书
世界软件和信息技术产业发展报告（2015）
著(编)者:洪京一　2015年8月出版 / 估价:79.00元

信息化蓝皮书
中国信息化形势分析与预测（2015）
著(编)者:周宏仁　2015年8月出版 / 估价:98.00元

信用蓝皮书
中国信用发展报告（2015）
著(编)者:田侃　2015年4月出版 / 估价:69.00元

休闲绿皮书
2015年中国休闲发展报告
著(编)者:刘德谦　2015年6月出版 / 估价:59.00元

医药蓝皮书
中国中医药产业园战略发展报告（2015）
著(编)者:裴长洪 房书亭 吴滕心　2015年5月出版 / 估价:89.00元

邮轮绿皮书
中国邮轮产业发展报告（2015）
著(编)者:汪泓　2015年9月出版 / 估价:79.00元

支付清算蓝皮书
中国支付清算发展报告（2015）
著(编)者:杨涛　2015年5月出版 / 估价:45.00元

中国上市公司蓝皮书
中国上市公司发展报告（2015）
著(编)者:许雄斌 张平 2015年9月出版 / 估价:98.00元

中国总部经济蓝皮书
中国总部经济发展报告（2015）
著(编)者:赵弘　2015年5月出版 / 估价:79.00元

住房绿皮书
中国住房发展报告（2014~2015）
著(编)者:倪鹏飞　2014年12月出版 / 定价:79.00元

资本市场蓝皮书
中国场外交易市场发展报告（2015）
著(编)者:高峦　2015年8月出版 / 估价:79.00元

资产管理蓝皮书
中国资产管理行业发展报告（2015）
著(编)者:智信资产管理研究院　2015年7月出版 / 估价:79.00元

文化传媒类

传媒竞争力蓝皮书
中国传媒国际竞争力研究报告（2015）
著(编)者:李本乾　2015年9月出版／估价:88.00元

传媒蓝皮书
中国传媒产业发展报告（2015）
著(编)者:崔保国　2015年4月出版／估价:98.00元

传媒投资蓝皮书
中国传媒投资发展报告（2015）
著(编)者:张向东　2015年7月出版／估价:89.00元

动漫蓝皮书
中国动漫产业发展报告（2015）
著(编)者:卢斌　郑玉明　牛兴侦　2015年7月出版／估价:79.00元

非物质文化遗产蓝皮书
中国非物质文化遗产发展报告（2015）
著(编)者:陈平　2015年4月出版／估价:79.00元

非物质文化遗产蓝皮书
中国少数民族非物质文化遗产发展报告（2015）
著(编)者:肖远平　柴立　2015年4月出版／估价:79.00元

广电蓝皮书
中国广播电影电视发展报告（2015）
著(编)者:杨明品　2015年7月出版／估价:98.00元

广告主蓝皮书
中国广告主营销传播趋势报告（2015）
著(编)者:黄升民　2015年5月出版／估价:148.00元

国际传播蓝皮书
中国国际传播发展报告（2015）
著(编)者:胡正荣　李继东　姬德强
2015年7月出版／估价:89.00元

国家形象蓝皮书
2015年国家形象研究报告
著(编)者:张昆　2015年5月出版／估价:79.00元

纪录片蓝皮书
中国纪录片发展报告（2015）
著(编)者:何苏六　2015年9月出版／估价:79.00元

科学传播蓝皮书
中国科学传播报告（2015）
著(编)者:詹正茂　2015年4月出版／估价:69.00元

两岸文化蓝皮书
两岸文化产业合作发展报告（2015）
著(编)者:胡惠林　李保宗　2015年7月出版／估价:79.00元

媒介与女性蓝皮书
中国媒介与女性发展报告（2015）
著(编)者:刘利群　2015年8月出版／估价:69.00元

全球传媒蓝皮书
全球传媒发展报告（2015）
著(编)者:胡正荣　2015年12月出版／估价:79.00元

世界文化发展蓝皮书
世界文化发展报告（2015）
著(编)者:张庆宗　高乐田　郭熙煌
2015年5月出版／估价:89.00元

视听新媒体蓝皮书
中国视听新媒体发展报告（2015）
著(编)者:庞井君　2015年6月出版／估价:148.00元

文化创新蓝皮书
中国文化创新报告（2015）
著(编)者:于平　傅才武　2015年4月出版／估价:79.00元

文化建设蓝皮书
中国文化发展报告（2015）
著(编)者:江畅　孙伟平　戴茂堂
2015年4月出版／估价:138.00元

文化科技蓝皮书
文化科技创新发展报告（2015）
著(编)者:于平　李凤亮　2015年10月出版／估价:89.00元

文化蓝皮书
中国文化产业供需协调检测报告（2015）
著(编)者:王亚南　2015年2月出版／定价:79.00元

文化蓝皮书
中国文化消费需求景气评价报告（2015）
著(编)者:王亚南　2015年2月出版／定价:79.00元

文化蓝皮书
中国文化产业发展报告（2015）
著(编)者:张晓明　王家新　章建刚
2015年4月出版／估价:79.00元

文化蓝皮书
中国公共文化投入增长测评报告(2015)
著(编)者:王亚南　2014年12月出版／定价:79.00元

文化蓝皮书
中国文化政策发展报告（2015）
著(编)者:傅才武　宋文玉　燕东升　2015年9月出版／估价:98.

文化品牌蓝皮书
中国文化品牌发展报告（2015）
著(编)者:欧阳友权　2015年4月出版／估价:79.00元

文化遗产蓝皮书
中国文化遗产事业发展报告（2015）
著(编)者:刘世锦　2015年12月出版／估价:89.00元

文学蓝皮书
中国文情报告（2015）
著(编)者:白烨　2015年5月出版／估价:49.00元

新媒体蓝皮书
中国新媒体发展报告（2015）
著(编)者:唐绪军　2015年6月出版／估价:79.00元

新媒体社会责任蓝皮书
中国新媒体社会责任研究报告（2015）
著(编)者:钟瑛　2015年10月出版 / 估价:79.00元

移动互联网蓝皮书
中国移动互联网发展报告（2015）
著(编)者:官建文　2015年6月出版 / 估价:79.00元

舆情蓝皮书
中国社会舆情与危机管理报告（2015）
著(编)者:谢耘耕　2015年8月出版 / 估价:98.00元

地方发展类

安徽经济蓝皮书
芜湖创新型城市发展报告（2015）
著(编)者:杨少华　王开玉　2015年4月出版 / 估价:69.00元

安徽蓝皮书
安徽社会发展报告（2015）
著(编)者:程桦　2015年4月出版 / 估价:79.00元

安徽社会建设蓝皮书
安徽社会建设分析报告（2015）
著(编)者:黄家海　王开玉　蔡宪　2015年4月出版 / 估价:69.00元

澳门蓝皮书
澳门经济社会发展报告（2015）
著(编)者:吴志良　郝雨凡　2015年4月出版 / 估价:79.00元

北京蓝皮书
北京公共服务发展报告（2014~2015）
著(编)者:施昌奎　2015年1月出版 / 定价:69.00元

北京蓝皮书
北京经济发展报告（2015）
著(编)者:杨松　2015年4月出版 / 估价:79.00元

北京蓝皮书
北京社会治理发展报告（2015）
著(编)者:殷星辰　2015年4月出版 / 估价:79.00元

北京蓝皮书
北京文化发展报告（2015）
著(编)者:李建盛　2015年4月出版 / 估价:79.00元

北京蓝皮书
北京社会发展报告（2015）
著(编)者:缪青　2015年5月出版 / 估价:79.00元

北京蓝皮书
北京社区发展报告（2015）
著(编)者:于燕燕　2015年1月出版 / 定价:79.00元

北京旅游绿皮书
北京旅游发展报告（2015）
著(编)者:北京旅游学会　2015年7月出版 / 估价:88.00元

北京律师蓝皮书
北京律师发展报告（2015）
著(编)者:王隽　2015年12月出版 / 估价:75.00元

北京人才蓝皮书
北京人才发展报告（2015）
著(编)者:于淼　2015年4月出版 / 估价:89.00元

北京社会心态蓝皮书
北京社会心态分析报告（2015）
著(编)者:北京社会心理研究所　2015年4月出版 / 估价:69.00元

北京社会组织蓝皮书
北京社会组织发展研究报告(2015)
著(编)者:李东松　唐军　2015年4月出版 / 估价:79.00元

北京社会组织蓝皮书
北京社会组织发展报告（2015）
著(编)者:温庆云　2015年9月出版 / 估价:69.00元

滨海金融蓝皮书
滨海新区金融发展报告（2015）
著(编)者:王爱俭　张锐钢　2015年9月出版 / 估价:79.00元

城乡一体化蓝皮书
中国城乡一体化发展报告（北京卷）（2015）
著(编)者:张宝秀　黄序　2015年4月出版 / 估价:69.00元

创意城市蓝皮书
北京文化创意产业发展报告（2015）
著(编)者:张京成　2015年11月出版 / 估价:65.00元

创意城市蓝皮书
无锡文化创意产业发展报告（2015）
著(编)者:谭军　张鸣年　2015年10月出版 / 估价:75.00元

创意城市蓝皮书
武汉市文化创意产业发展报告（2015）
著(编)者:袁堃　黄永林　2015年11月出版 / 估价:85.00元

创意城市蓝皮书
重庆创意产业发展报告（2015）
著(编)者:程宇宁　2015年4月出版 / 估价:89.00元

创意城市蓝皮书
青岛文化创意产业发展报告（2015）
著(编)者:马达　张丹妮　2015年6月出版 / 估价:79.00元

福建妇女发展蓝皮书
福建省妇女发展报告（2015）
著(编)者:刘群英　2015年10月出版 / 估价:58.00元

甘肃蓝皮书
甘肃舆情分析与预测（2015）
著(编)者:陈双梅　郝树声　2015年1月出版 / 定价:79.00元

甘肃蓝皮书
甘肃文化发展分析与预测（2015）
著(编)者:安文华　周小华　2015年1月出版 / 定价:79.00元

甘肃蓝皮书
甘肃社会发展分析与预测（2015）
著(编)者:安文华　包晓霞　2015年1月出版 / 定价:79.00元

甘肃蓝皮书
甘肃经济发展分析与预测（2015）
著(编)者:朱智文　罗哲　2015年1月出版 / 定价:79.00元

甘肃蓝皮书
甘肃县域经济综合竞争力评价（2015）
著(编)者:刘进军　2015年4月出版 / 估价:69.00元

甘肃蓝皮书
甘肃县域社会发展评价报告（2015）
著(编)者:刘进军　柳民　王建兵　2015年1月出版 / 定价:79.00元

广东蓝皮书
广东省电子商务发展报告（2015）
著(编)者:程晓　2015年12月出版 / 估价:69.00元

广东蓝皮书
广东社会工作发展报告（2015）
著(编)者:罗观翠　2015年6月出版 / 估价:89.00元

广东社会建设蓝皮书
广东省社会建设发展报告（2015）
著(编)者:广东省社会工作委员会　2015年10月出版 / 估价:89.00元

广东外经贸蓝皮书
广东对外经济贸易发展研究报告（2015）
著(编)者:陈万灵　2015年5月出版 / 估价:79.00元

广西北部湾经济区蓝皮书
广西北部湾经济区开放开发报告（2015）
著(编)者:广西北部湾经济区规划建设管理委员会办公室
广西社会科学院广西北部湾发展研究院
2015年8月出版 / 估价:79.00元

广州蓝皮书
广州社会保障发展报告（2015）
著(编)者:蔡国萱　2015年4月出版 / 估价:65.00元

广州蓝皮书
2015年中国广州社会形势分析与预测
著(编)者:张强　陈怡霓　杨秦　2015年5月出版 / 估价:69.00元

广州蓝皮书
广州经济发展报告（2015）
著(编)者:李江涛　朱名宏　2015年5月出版 / 估价:69.00元

广州蓝皮书
广州商贸业发展报告（2015）
著(编)者:李江涛　王旭东　荀振英　2015年6月出版 / 估价:69.00元

广州蓝皮书
2015年中国广州经济形势分析与预测
著(编)者:庾建设　沈奎　郭志勇　2015年6月出版 / 估价:79.

广州蓝皮书
中国广州文化发展报告（2015）
著(编)者:徐俊忠　陆志强　顾涧清　2015年6月出版 / 估价:6

广州蓝皮书
广州农村发展报告（2015）
著(编)者:李江涛　汤锦华　2015年8月出版 / 估价:69.00元

广州蓝皮书
中国广州城市建设与管理发展报告（2015）
著(编)者:董皞　冼伟雄　2015年7月出版 / 估价:69.00元

广州蓝皮书
中国广州科技和信息化发展报告（2015）
著(编)者:邹采荣　马正勇　冯元　2015年7月出版 / 估价:79.0

广州蓝皮书
广州创新型城市发展报告（2015）
著(编)者:李江涛　2015年7月出版 / 估价:69.00元

广州蓝皮书
广州文化创意产业发展报告（2015）
著(编)者:甘新　2015年8月出版 / 估价:79.00元

广州蓝皮书
广州志愿服务发展报告（2015）
著(编)者:魏国华　张强　2015年9月出版 / 估价:69.00元

广州蓝皮书
广州城市国际化发展报告（2015）
著(编)者:朱名宏　2015年9月出版 / 估价:59.00元

广州蓝皮书
广州汽车产业发展报告（2015）
著(编)者:李江涛　杨再高　2015年9月出版 / 估价:69.00元

贵州房地产蓝皮书
贵州房地产发展报告（2015）
著(编)者:武廷方　2015年10月出版 / 估价:89.00元

贵州蓝皮书
贵州人才发展报告（2015）
著(编)者:于杰　吴大华　2015年4月出版 / 估价:69.00元

贵州蓝皮书
贵州社会发展报告（2015）
著(编)者:王兴骥　2015年4月出版 / 估价:69.00元

贵州蓝皮书
贵州法治发展报告（2015）
著(编)者:吴大华　2015年4月出版 / 估价:69.00元

贵州蓝皮书
贵州国有企业社会责任发展报告（2015）
著(编)者:郭丽　2015年10月出版 / 估价:79.00元

海淀蓝皮书
海淀区文化和科技融合发展报告（2015）
著(编)者:孟景伟　陈名杰　2015年5月出版 / 估价:75.00元

海峡西岸蓝皮书
海峡西岸经济区发展报告（2015）
著(编)者:黄端　2015年9月出版 / 估价:65.00元

杭州都市圈蓝皮书
杭州都市圈发展报告（2015）
著(编)者:董祖德 沈翔　2015年5月出版 / 估价:89.00元

杭州蓝皮书
杭州妇女发展报告（2015）
著(编)者:魏颖　2015年6月出版 / 估价:75.00元

河北经济蓝皮书
河北省经济发展报告（2015）
著(编)者:马树强 金浩 张贵　2015年4月出版 / 估价:79.00元

河北蓝皮书
河北经济社会发展报告（2015）
著(编)者:周文夫　2015年1月出版 / 定价:79.00元

河南经济蓝皮书
2015年河南经济形势分析与预测
著(编)者:胡五岳　2015年2月出版 / 定价:69.00元

河南蓝皮书
河南城市发展报告（2015）
著(编)者:谷建全 王建国　2015年3月出版 / 定价:79.00元

河南蓝皮书
2015年河南社会形势分析与预测
著(编)者:刘道兴 牛苏林　2015年4月出版 / 估价:69.00元

河南蓝皮书
河南工业发展报告（2015）
著(编)者:龚绍东 赵西三　2015年1月出版 / 定价:79.00元

河南蓝皮书
河南文化发展报告（2015）
著(编)者:卫绍生　2015年3月出版 / 定价:79.00元

河南蓝皮书
河南经济发展报告（2015）
著(编)者:喻新安　2014年12月出版 / 定价:79.00元

河南蓝皮书
河南法治发展报告（2015）
著(编)者:丁同民 闫德民　2015年4月出版 / 估价:69.00元

河南蓝皮书
河南金融发展报告（2015）
著(编)者:喻新安 谷建全　2015年4月出版 / 估价:69.00元

河南商务蓝皮书
河南商务发展报告（2015）
著(编)者:焦锦淼 穆荣国　2015年5月出版 / 估价:88.00元

黑龙江产业蓝皮书
黑龙江产业发展报告（2015）
著(编)者:于渤　2015年9月出版 / 估价:79.00元

黑龙江蓝皮书
黑龙江经济发展报告（2015）
著(编)者:曲伟　2015年1月出版 / 定价:79.00元

黑龙江蓝皮书
黑龙江社会发展报告（2015）
著(编)者:张新颖　2015年1月出版 / 定价:79.00元

湖北文化蓝皮书
湖北文化发展报告（2015）
著(编)者:江畅 吴成国　2015年5月出版 / 估价:89.00元

湖南城市蓝皮书
区域城市群整合
著(编)者:童中贤 韩未名　2015年12月出版 / 估价:79.00元

湖南蓝皮书
2015年湖南电子政务发展报告
著(编)者:梁志峰　2015年4月出版 / 估价:128.00元

湖南蓝皮书
2015年湖南社会发展报告
著(编)者:梁志峰　2015年4月出版 / 估价:128.00元

湖南蓝皮书
2015年湖南产业发展报告
著(编)者:梁志峰　2015年4月出版 / 估价:128.00元

湖南蓝皮书
2015年湖南经济展望
著(编)者:梁志峰　2015年4月出版 / 估价:128.00元

湖南蓝皮书
2015年湖南县域经济社会发展报告
著(编)者:梁志峰　2015年4月出版 / 估价:128.00元

湖南蓝皮书
2015年湖南两型社会发展报告
著(编)者:梁志峰　2015年4月出版 / 估价:128.00元

湖南县域绿皮书
湖南县域发展报告No.2
著(编)者:朱有志　2015年4月出版 / 估价:69.00元

沪港蓝皮书
沪港发展报告（2015）
著(编)者:尤安山　2015年9月出版 / 估价:89.00元

吉林蓝皮书
2015年吉林经济社会形势分析与预测
著(编)者:马克　2015年2月出版 / 估价:89.00元

济源蓝皮书
济源经济社会发展报告（2015）
著(编)者:喻新安　2015年4月出版 / 估价:69.00元

健康城市蓝皮书
北京健康城市建设研究报告（2015 ）
著(编)者:王鸿春　2015年4月出版 / 估价:79.00元

江苏法治蓝皮书
江苏法治发展报告（2015）
著(编)者:李力 龚廷泰　2015年9月出版 / 估价:98.00元

京津冀蓝皮书
京津冀发展报告（2015）
著(编)者:文魁 祝尔娟　2015年4月出版 / 估价:79.00元

经济特区蓝皮书
中国经济特区发展报告（2015）
著(编)者:陶一桃　　2015年4月出版 / 估价:89.00元

辽宁蓝皮书
2015年辽宁经济社会形势分析与预测
著(编)者:曹晓峰　张晶　梁启东　2014年12月出版 / 定价:79.00元

南京蓝皮书
南京文化发展报告（2015）
著(编)者:南京文化产业研究中心
2015年12月出版 / 估价:79.00元

内蒙古蓝皮书
内蒙古反腐倡廉建设报告（2015）
著(编)者:张志华 无极　　2015年12月出版 / 估价:69.00元

浦东新区蓝皮书
上海浦东经济发展报告（2015）
著(编)者:沈开艳 陆沪根　　2015年1月出版 / 定价:69.00元

青海蓝皮书
2015年青海经济社会形势分析与预测
著(编)者:赵宗福　　2014年12月出版 / 定价:69.00元

人口与健康蓝皮书
深圳人口与健康发展报告（2015）
著(编)者:曾序春　　2015年12月出版 / 估价:89.00元

山东蓝皮书
山东社会形势分析与预测（2015）
著(编)者:张华 唐洲雁　　2015年6月出版 / 估价:89.00元

山东蓝皮书
山东经济形势分析与预测（2015）
著(编)者:张华 唐洲雁　　2015年6月出版 / 估价:89.00元

山东蓝皮书
山东文化发展报告（2015）
著(编)者:张华 唐洲雁　　2015年6月出版 / 估价:98.00元

山西蓝皮书
山西资源型经济转型发展报告（2015）
著(编)者:李志强　　2015年5月出版 / 估价:98.00元

陕西蓝皮书
陕西经济发展报告（2015）
著(编)者:任宗哲 白宽犁 裴成荣　2015年1月出版 / 定价:69.00元

陕西蓝皮书
陕西社会发展报告（2015）
著(编)者:任宗哲 白宽犁 牛昉　2015年1月出版 / 定价:69.00元

陕西蓝皮书
陕西文化发展报告（2015）
著(编)者:任宗哲 白宽犁 王长寿　2015年1月出版 / 定价:65.00元

陕西蓝皮书
丝绸之路经济带发展报告（2015）
著(编)者:任宗哲 石英 白宽犁
2015年8月出版 / 估价:79.00元

上海蓝皮书
上海文学发展报告（2015）
著(编)者:陈圣来　　2015年1月出版 / 定价:69.00元

上海蓝皮书
上海文化发展报告（2015）
著(编)者:荣跃明　　2015年1月出版 / 定价:74.00元

上海蓝皮书
上海资源环境发展报告（2015）
著(编)者:周冯琦 汤庆合 任文伟
2015年1月出版 / 定价:69.00元

上海蓝皮书
上海社会发展报告（2015）
著(编)者:杨雄　周海旺　2015年1月出版 / 定价:69.00元

上海蓝皮书
上海经济发展报告（2015）
著(编)者:沈开艳　　2015年1月出版 / 定价:69.00元

上海蓝皮书
上海传媒发展报告（2015）
著(编)者:强荧 焦雨虹　2015年1月出版 / 定价:69.00元

上海蓝皮书
上海法治发展报告（2015）
著(编)者:叶青　　2015年4月出版 / 估价:69.00元

上饶蓝皮书
上饶发展报告（2015）
著(编)者:朱寅健　　2015年4月出版 / 估价:128.00元

社会建设蓝皮书
2015年北京社会建设分析报告
著(编)者:宋贵伦 冯虹　2015年7月出版 / 估价:79.00元

深圳蓝皮书
深圳劳动关系发展报告（2015）
著(编)者:汤庭芬　　2015年6月出版 / 估价:75.00元

深圳蓝皮书
深圳经济发展报告（2015）
著(编)者:张骁儒　　2015年7月出版 / 估价:79.00元

深圳蓝皮书
深圳社会发展报告（2015）
著(编)者:叶民辉 张骁儒　2015年7月出版 / 估价:89.00元

深圳蓝皮书
深圳法治发展报告（2015）
著(编)者:张骁儒　　2015年4月出版 / 估价:79.00元

四川蓝皮书
四川文化产业发展报告（2015）
著(编)者:侯水平　　2015年4月出版 / 估价:69.00元

四川蓝皮书
四川企业社会责任研究报告（2015）
著(编)者:侯水平 盛毅　2015年3月出版 / 定价:79.00元

四川蓝皮书
四川法治发展报告（2015）
著(编)者:郑泰安　2015年1月出版 / 定价:69.00元

四川蓝皮书
2015年四川生态建设报告
著(编)者:四川省社会科学院
2015年4月出版 / 估价:69.00元

四川蓝皮书
四川城镇化发展报告（2015）
著(编)者:四川省城镇发展研究中心
2015年4月出版 / 估价:69.00元

四川蓝皮书
2015年四川社会发展形势分析与预测
著(编)者:郭晓鸣　李羚　2015年5月出版 / 估价:69.00元

四川蓝皮书
2015年四川经济发展形势分析与预测
著(编)者:杨钢　2015年1月出版 / 定价:89.00元

四川法治蓝皮书
四川依法治省年度报告No.1（2015）
著(编)者:李林　杨天宗　田禾　2015年3月出版 / 定价:108.00元

天津金融蓝皮书
天津金融发展报告（2015）
著(编)者:王爱俭　杜强　2015年9月出版 / 估价:89.00元

图们江区域合作蓝皮书
中国图们江区域合作开发发展报告（2015）
著(编)者:李铁　朱显平　吴成章　2015年4月出版 / 估价:79.00元

温州蓝皮书
2015年温州经济社会形势分析与预测
著(编)者:潘忠强　王春光　金浩　2015年4月出版 / 估价:69.00元

扬州蓝皮书
扬州经济社会发展报告（2015）
著(编)者:丁纯　2015年12月出版 / 估价:89.00元

云南蓝皮书
中国面向西南开放重要桥头堡建设发展报告（2015）
著(编)者:刘绍怀　2015年12月出版 / 估价:69.00元

长株潭城市群蓝皮书
长株潭城市群发展报告（2015）
著(编)者:张萍　2015年4月出版 / 估价:69.00元

郑州蓝皮书
2015年郑州文化发展报告
著(编)者:王哲　2015年9月出版 / 估价:65.00元

中医文化蓝皮书
北京中医文化发展报告（2015）
著(编)者:毛嘉陵　2015年4月出版 / 估价:69.00元

珠三角流通蓝皮书
珠三角商圈发展研究报告（2015）
著(编)者:林至颖　王先庆　2015年7月出版 / 估价:98.00元

国别与地区类

阿拉伯黄皮书
阿拉伯发展报告（2015）
著(编)者:马晓霖　2015年4月出版 / 估价:79.00元

北部湾蓝皮书
泛北部湾合作发展报告（2015）
著(编)者:吕余生　2015年8月出版 / 估价:69.00元

大湄公河次区域蓝皮书
大湄公河次区域合作发展报告（2015）
著(编)者:刘稚　2015年9月出版 / 估价:79.00元

大洋洲蓝皮书
大洋洲发展报告（2015）
著(编)者:喻常森　2015年8月出版 / 估价:89.00元

德国蓝皮书
德国发展报告（2015）
著(编)者:郑春荣　伍慧萍　2015年6月出版 / 估价:69.00元

东北亚黄皮书
东北亚地区政治与安全（2015）
著(编)者:黄凤志　刘清才　张慧智
2015年5月出版 / 估价:69.00元

东盟黄皮书
东盟发展报告（2015）
著(编)者:崔晓麟　2015年5月出版 / 估价:75.00元

东南亚蓝皮书
东南亚地区发展报告（2015）
著(编)者:王勤　2015年4月出版 / 估价:79.00元

俄罗斯黄皮书
俄罗斯发展报告（2015）
著(编)者:李永全　2015年7月出版 / 估价:79.00元

非洲黄皮书
非洲发展报告（2015）
著(编)者:张宏明　2015年7月出版 / 估价:79.00元

国际形势黄皮书
全球政治与安全报告（2015）
著(编)者:李慎明　张宇燕　2015年1月出版 / 定价:69.00元

韩国蓝皮书
韩国发展报告（2015）
著(编)者:刘宝全　牛林杰　2015年8月出版 / 估价:79.00元

加拿大蓝皮书
加拿大发展报告（2015）
著(编)者:仲伟合　2015年4月出版 / 估价:89.00元

拉美黄皮书
拉丁美洲和加勒比发展报告（2014~2015）
著(编)者:吴白乙　2015年4月出版 / 估价:89.00元

美国蓝皮书
美国研究报告（2015）
著(编)者:黄平　郑秉文　2015年7月出版 / 估价:89.00元

缅甸蓝皮书
缅甸国情报告（2015）
著(编)者:李晨阳　2015年8月出版 / 估价:79.00元

欧洲蓝皮书
欧洲发展报告（2015）
著(编)者:周弘　2015年6月出版 / 估价:89.00元

葡语国家蓝皮书
葡语国家发展报告（2015）
著(编)者:对外经济贸易大学区域国别研究所　葡语国家研究中心
2015年4月出版 / 估价:89.00元

葡语国家蓝皮书
中国与葡语国家关系发展报告·巴西（2014）
著(编)者:澳门科技大学　2015年4月出版 / 估价:89.00元

日本经济蓝皮书
日本经济与中日经贸关系研究报告（2015）
著(编)者:王洛林　张季风　2015年5月出版 / 估价:79.00元

日本蓝皮书
日本研究报告（2015）
著(编)者:李薇　2015年4月出版 / 估价:69.00元

上海合作组织黄皮书
上海合作组织发展报告（2015）
著(编)者:李进峰　吴宏伟　李伟
2015年9月出版 / 估价:89.00元

世界创新竞争力黄皮书
世界创新竞争力发展报告（2015）
著(编)者:李闽榕　李建平　赵新力
2015年12月出版 / 估价:148.00元

土耳其蓝皮书
土耳其发展报告（2015）
著(编)者:郭长刚　刘义　2015年7月出版 / 估价:89.00元

亚太蓝皮书
亚太地区发展报告（2015）
著(编)者:李向阳　2015年1月出版 / 定价:59.00元

印度蓝皮书
印度国情报告（2015）
著(编)者:吕昭义　2015年5月出版 / 估价:89.00元

印度洋地区蓝皮书
印度洋地区发展报告（2015）
著(编)者:汪戎　2015年4月出版 / 估价:79.00元

中东黄皮书
中东发展报告（2015）
著(编)者:杨光　2015年11月出版 / 估价:89.00元

中欧关系蓝皮书
中欧关系研究报告（2015）
著(编)者:周弘　2015年12月出版 / 估价:98.00元

中亚黄皮书
中亚国家发展报告（2015）
著(编)者:孙力　吴宏伟　2015年9月出版 / 估价:89.00元

中国皮书网

www.pishu.cn

发布皮书研创资讯，传播皮书精彩内容
引领皮书出版潮流，打造皮书服务平台

栏目设置：

- □ **资讯：** 皮书动态、皮书观点、皮书数据、
  皮书报道、皮书发布、电子期刊
- □ **标准：** 皮书评价、皮书研究、皮书规范
- □ **服务：** 最新皮书、皮书书目、重点推荐、在线购书
- □ **链接：** 皮书数据库、皮书博客、皮书微博、在线书城
- □ **搜索：** 资讯、图书、研究动态、皮书专家、研创团队

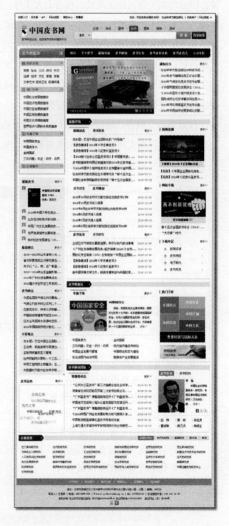

中国皮书网依托皮书系列"权威、前沿、原创"的优质内容资源，通过文字、图片、音频、视频等多种元素，在皮书研创者、使用者之间搭建了一个成果展示、资源共享的互动平台。

自 2005 年 12 月正式上线以来，中国皮书网的 IP 访问量、PV 浏览量与日俱增，受到海内外研究者、公务人员、商务人士以及专业读者的广泛关注。

2008 年、2011 年，中国皮书网均在全国新闻出版业网站荣誉评选中获得"最具商业价值网站"称号；2012 年，获得"出版业网站百强"称号。

2014 年，中国皮书网与皮书数据库实现资源共享，端口合一，将提供更丰富的内容，更全面的服务。

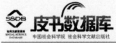

皮书大事记
（2014）

☆　2014年10月，中国社会科学院2014年度皮书纳入创新工程学术出版资助名单正式公布，相关资助措施进一步落实。

☆　2014年8月，由中国社会科学院主办，贵州省社会科学院、社会科学文献出版社承办的"第十五次全国皮书年会（2014）"在贵州贵阳隆重召开。

☆　2014年8月，第二批淘汰的27种皮书名单公布。

☆　2014年7月，第五届优秀皮书奖评审会在京召开。本届优秀皮书奖首次同时评选优秀皮书和优秀皮书报告。

☆　2014年7月，第三届皮书学术评审委员会于北京成立。

☆　2014年6月，社会科学文献出版社与北京报刊发行局签订合同，将部分重点皮书纳入邮政发行系统。

☆　2014年6月，《中国社会科学院皮书管理办法》正式颁布实施。

☆　2014年4月，出台《社会科学文献出版社关于加强皮书编审工作的有关规定》《社会科学文献出版社皮书责任编辑管理规定》《社会科学文献出版社关于皮书准入与退出的若干规定》。

☆　2014年1月，首批淘汰的44种皮书名单公布。

☆　2014年1月，"2013(第七届)全国新闻出版业网站年会"在北京举办，中国皮书网被评为"最具商业价值网站"。

☆　2014年1月,社会科学文献出版社在原皮书评价研究中心的基础上成立了皮书研究院。

皮书数据库
www.pishu.com.cn

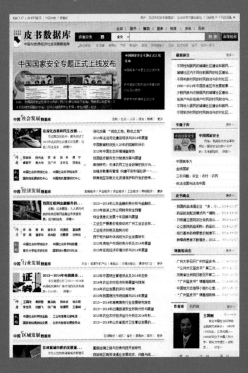

皮书数据库三期

• 皮书数据库（SSDB）是社会科学文献出版社整合现有皮书资源开发的在线数字产品，全面收录"皮书系列"的内容资源，并以此为基础整合大量相关资讯构建而成。

• 皮书数据库现有中国经济发展数据库、中国社会发展数据库、世界经济与国际政治数据库等子库，覆盖经济、社会、文化等多个行业、领域，现有报告3000多篇，总字数超过5亿字，并以每年400多篇的速度不断更新累积。

• 新版皮书数据库主要围绕存量+增量资源整合、资源编辑标引体系建设、产品架构设置优化、技术平台功能研发等方面开展工作，并将中国皮书网与皮书数据库合二为一联体建设，旨在以"皮书研创出版、信息发布与知识服务平台"为基本功能定位，打造一个全新的皮书品牌综合门户平台，为您提供更优质更到位的服务。

更多信息请登录

中国皮书网
http://www.pishu.cn

中国皮书网
http://www.pishu.cn

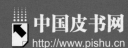

皮书微博
http://weibo.com/pishu

中国皮书网的BLOG [编辑]
http://blog.sina.cn/pishu

皮书博客
http://blog.sina.com.cn/pishu

皮书微信
皮书说

请到各地书店皮书专架 / 专柜购买，也可办理邮购

咨询 / 邮购电话：010-59367028　59367070　　　邮　　箱：duzhe@ssap.com
邮购地址：北京市西城区北三环中路甲29号院3号楼华龙大厦13层读者服务中心
邮　　编：100029
银行户名：社会科学文献出版社
开户银行：中国工商银行北京北太平庄支行
账　　号：0200010019200365434
网上书店：010-59367070　qq：1265056568
网　　址：www.ssap.com.cn　　www.pishu.cn